H₂O 原水文化

全彩
圖解

30⁺ 增肌訓練
逆齡 ｜ 抗老 ｜ 減重 ｜ 紓壓 ｜ 防病
完全攻略

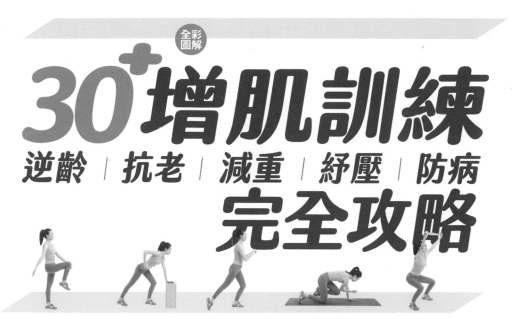

物理治療師 **郭曉韻** / 職能治療師 **曾品嘉** ◎合著

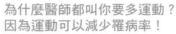

PART1

為什麼醫師都叫你要多運動？
因為運動可以減少罹病率！

拒當**疾病高風險**族群
事實在眼前的**實證醫學**

CONTENTS

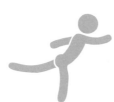

PART2

難道你還想要被繼續騙下去嗎？
別再因謠言而錯失良『肌』了！

觀念有對才會改變
運動迷思的終極破解

CONTENTS

PART3

好焦慮啊，想鍛鍊自己卻不知道如何設定目標？
從頻率、族群、貼心提醒與堅持心法去找答案！

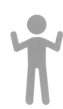

成為**運動新手**
只需要 **1%** 準備

CONTENTS

肌勵附錄

8周
運動菜單

初階 / 中階 / 高階
P.280   P.282   P.284

PART4

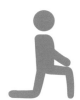

宅訓練菜單準備上菜！
每天 5 個動作，儲肌 8 周超有感！

增肌訓練還等什麼
65 個動作**馬上開始**

醍醐灌頂的
訓練指南

侯鐘堡（原力復健科院長、運動傷害醫師）

我會認識作者之一的郭曉韻物理治療師，是一、兩年前，我在臉書閒逛時，看到他的一篇動態貼文被瘋狂轉載。身為復健同溫層的醫療工作者，當然要好好拜讀一番。就是因為這篇懶人包，瞬間我就被圈粉了。（此後，寫到「郭老師」前面都要空一格，以表示崇敬。）

印象深刻到現在我依然記得那篇叫做〈為什麼下背痛需要訓練核心肌群？〉內容是 17 張微簡報，風格統一外，還搭配吸引人的可愛小圖片，文字內容簡單易懂卻充滿知識性，一張一張點開來細細品嘗，不知不覺就看完了。那時的我，正好在苦惱要「如何詮釋人人都需要訓練核心肌群」這件事，看完他的微簡報後，真的

有一種醍醐灌頂的感覺。（此後，參加關於核心肌群的考試，大概都能拿到滿分吧！）

後來再 follow 到她，才知道即使已經這麼厲害了，依舊到成功大學繼續學習，攻讀生物醫學工程博士班。去年一接收到郭老師要出書的消息，立馬就接下寫推薦序的任務。畢竟能幫偶像寫序，對我不是 responsibility，而個 great honor 啊！

本書的編排與呈現就像讓我驚豔的微簡報一樣，極其好讀，我個人相當喜歡。內容豐富而且 CP 高，包括用「醫學實證」說明運動的好處、解析常見的運動迷思、介紹運動的種類與教讀者如何設定運動目標、最後還有精彩的訓練動作集錦。推薦運動新手或已經運動一陣子的老手，都可以買來閱讀，絕不後悔。

讓我驚豔的微簡報
為什麼下背痛需要訓練核心肌群？

與肌力找回健康

楊坤仁（高雄榮總急診專科醫師）

　　我是一位急診醫師，過著日夜輪班的生活。記得還是 20 幾歲小伙子時，連續上個 5 天夜班也不算什麼，但現在不僅上個 1 天夜班就垮了，連下了夜班，都必須睡個好幾天才補得回來。年紀來到 40 歲，除了深刻感受到值班時體力明顯變差外，連體態也逐漸鬆垮、鮪魚肚微凸。有時候還是會想「能回到年輕時候該有多好？」

　　後來我才發現，體能衰退、體態老化並不單純只是年紀問題，「運動」其實占了更大比例。日常維持運動習慣，不僅可以避免許多代謝疾病，還可以讓體能狀況變好。問題是「平常上班那麼忙，哪裡有時間可以運動？」

事實上，根據 2020 年 WHO 最新運動指引，針對一般成人的運動建議已經更新為：每周「累計」150 至 300 分鐘的中等強度活動，或 75 至 150 分鐘的激烈活動，就很有效果了。運動似乎並不限於什麼時間或地點，在辦公室內每次 10 分鐘空檔，依然可以達到 WHO 要求的標準。當然，如果有更多時間，可以考慮將有氧活動改為肌力訓練，最簡單上手、方便快速、效果又好的就是核心運動了。

　　感謝身為物理治療師的曉韻及職能治療師的品嘉，運用自己的醫療知識與簡報技巧，將運動、肌力與健康這些生硬的知識，轉化為輕鬆好讀的內容，這本書不僅破除了許多對於運動的錯誤迷思，也教會我們這些「賴在沙發上的馬鈴薯」如何從培養自己的運動計畫開始，一步一步找回自己的健康與肌力。我大力推薦這本適合全家人一起閱讀的書，翻開這本書開始顛覆過去認知，也讓自己、家人一起活得更好。

你有投資自己
的身體嗎？

林長揚（物理治療師、懶人包達人）

講到投資，你會想到什麼？我們會拿金錢去投資股票，也會去進修課程來投資腦袋，但你有在投資自己的身體嗎？所謂的投資身體，就是訓練肌力來對抗老化。大概有人會想：「我又不是健美先生，而且我離『老』還很遠吧？有必要這麼早就開始訓練嗎？」

許多人覺得老化是 60 至 70 歲才會發生，事實上，人從 30 歲就開始在走下坡。如果沒有刻意訓練，肌力就會持續退化，只不過我們很難去察覺，直到 50 幾歲、60 幾歲時，身體扛不住了，才表現出來，而且往往出現一個小症狀後，各種問題就排山倒海的到來。

肌力重要嗎？先說結論，非常重要。肌力跟我們的日常活動息息相關，先想想有沒有過以下經驗：

- 容易腰痠背痛，常會閃到腰。
- 覺得體力大不如前，容易疲勞。
- 稍微跑步、趕個車，就覺得很累。...

　　這些都可能是肌力衰退的樣貌，如果繼續衰退的話，就很容易做什麼事都無力，而且容易受傷。

　　有些人會說「我每天都有在『動』啊，應該不會退化這麼快吧？」如果用三隻小豬的故事來舉例，各種「動」的差別就可以很明顯看出來了：

- 草屋版：日常活動，例如通勤、走路去買吃的
- 木屋版：飯後去公園走走路、上班不搭電梯改爬樓梯
- 磚屋版：有目標制定運動計劃，持之以恆的鍛鍊身體

　　還不知道這三個版本有什麼差別的話，就把大野狼想像成是老化，大野狼沒有來時，三間房屋都能住，住起來好像也差不多，試想當大野狼來襲時，你覺得哪一間房子才能讓你安然無恙呢？答案很明顯。因此如果你還沒開始訓練肌力，現在就是最好的時機，一起鍛鍊吧！

最大進步！不做錯才是

洪佳翎（義大醫院復健科主治醫師）

　　身為一名復健科醫師，每日總會面對許多飽受「慢性肌肉或骨骼疼痛」所苦的患者，除了一些多數人熟知的退化性關節炎外，還有一大部分的族群屬於目前相當盛行的文明病，包括「久坐少動」的低頭族和「肌少症」的高齡族群，這類型的患者像是開啟了旋轉門效應，每隔一陣子就會來求醫。

　　疼痛反覆發生不僅是姿勢不良或老化退化的因素，探究根本問題，大多源自於「缺乏運動」，以致肌肉或骨骼沒能被適度地活化。透過幾次互動之後，才知道許多的患者並不是不想去運動，而是不知道「該怎麼開始」或「怎麼做才正確」。

曉韻及品嘉撰寫的這本書，恰好解決了這些患者的問題。這本書內容非常好讀易懂，以大量圖解來幫助讀者可以自行監督自身姿勢正確性。除此之外，還有破解很多迷思，根本就是說到我的心坎裡，有句話是這麼說的「不做錯就是最大的進步！」很多時候，錯誤的認知可能使得症狀更加嚴重，因此從觀念著手正是治本的好方法。另外，書裡還有講到維持運動習慣的心法，不只教大家如何開始，也教大家如何堅持。

　　我推薦每家每戶都應該備有一本這樣的「運動百科全書」，全家大小循序漸進地開始運動，增強自己的肌力，最終目的在於預防疾病的發生、緩解疼痛的症狀。即使你現在感覺自己是個健康寶寶，也能透過運動開始儲存健康本錢。這本書也是我診間的工具書之一，不論是糾正民眾錯誤的思維或衛教合適的運動處方，都是很好的小幫手呢！

作者序

身體機能分水嶺「30歲！」

曾品嘉（職能治療師）
郭曉韻（物理治療師）

國內外研究皆顯示「30歲」是生理機能的分水嶺，30歲後老化開關會被自然啟動，而且是不可逆的，身心功能會開始走下坡，新陳代謝會減緩，皮膚看起來會顯得粗糙暗沉，你會發現「明明吃的比以前少，卻開始出現腹部肥胖。」

30＋的選擇題：你想養病，還是養肌肉？

最可怕的是肌肉衰老速度大於生長速度，年紀越大，衰老速度變更快，肌少症就是這樣發生的。加上肺部功能變差，肺活量下降，身體利用氧氣的能力跟著會變差，導致器官老化加遽。還有骨質密度在35歲達到高峰後，就會走下坡，沒有訓練肌肉去支撐脆弱的骨頭，關節退化的症狀就會開始出現。

以上種種不是危言聳聽，而是臨床經常碰到的案例，那些你以為「老了」才會有的病，其實是 30 歲後就慢慢找上你。極度建議「30 ＋」的你，現在就開始儲存老本吧，踏出肌力訓練的第一步，按著這本書的攻略，循序漸進累積你的肌肉財富。肌肉，功能比我們所想像的還要強大，從生理機能、臉部表情、呼吸，到走路、吃飯、睡覺等日常活動都需要不同種類的肌肉來協助。肌肉可以說是人體的教官，督促且參與著每個活動的執行。

增肌不只是好看，而且還很「好用」！

　　增肌不單單是為了讓體態變得更好看而已，對於生理功能與健康也關係密切。例如，肌肉增加能提高及維持體溫，適度提升體溫則能提高新陳代謝及免疫力。肌肉收縮使身體末端的血流快速回流至心臟，提升肌肉量能讓血液循環變好。近幾年的研究甚至發現，下半身肌肉能夠分泌一種抗老化激素，有助防止老化及預防疾病，像是失智症及慢性疾病等。

至於要說到增肌最廣為人知的好處，大概是多數人所追求的美化體態、改善肥胖，畢竟同樣重量的肌肉及脂肪，肌肉能夠消耗更多的卡路里，提高基礎代謝率，打造易瘦體質，還能夠保護器官、降低疼痛等。肌肉好處多不勝數，擁有一個健康的身體才能夠讓我們走更長遠的路。

物理治療師 mix 職能治療師的最佳提案！

　　為什麼我們決定聯手寫這本書，就是因為物理治療師與職能治療師各有擅長，可以更全面更貼近讀者需求。物理治療師主要是以預防、治療及處理改善疾病帶來的傷害（包括各種的不適與疼痛），其專業領域涵蓋骨科、神經、心肺功能、小兒復健等，不僅會以儀器輔助治療，也經常

使用「運動治療」，來預防與治療病人。職能治療師則擅長運用「活動設計」來恢復與促進病人的生活功能，必要時會結合輔具使用及環境改造來達到生活品質的提升，使其在工作、休閒、家庭上發揮最大的潛能，其專業領域涵蓋生理、心理、小兒職能治療等，以全人的觀點照顧身心靈健康。

健身與運動風氣日漸盛行，許多人有了運動的動機，卻不知道該如何開始。新手入門最怕運動傷害，我們搭配明確、好讀的圖解說明，每個動作有詳細步驟說明，還有姿勢錯誤的提醒。以手把手的方式，設計一系列新手就能安心做，而且必須做的訓練。

擁有這本書，你就能成為自己的初級專屬運動教練。書裡有針對核心、上肢、下肢等區域的超居家鍛鍊，運動前的動態伸展與運動後的收操都有收錄，不知道如何執行的，也有區分初階版、中階版與高階版的「8 周運動菜單」可以直接跟著做。相信我，肌肉的好，體會過了才知道。

Part 1

拒當**疾病高風險**族群
事實在眼前的**實證醫學**

疾病不是老年人的專利。

近年來，各種疾病都有年輕化趨勢。

「年輕就是本錢」雖然沒說錯，

但久坐不動、荒腔走板的生活步調，

可能讓你的本錢，越來越不值錢……

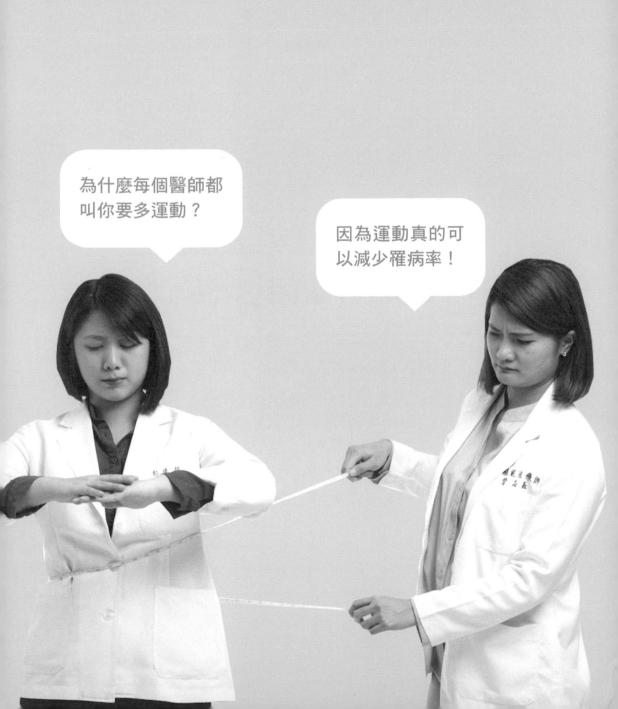

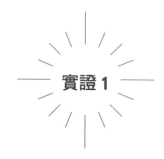

實證 1

運 動 ＶＳ 肥 胖

易瘦體質黃金關鍵
你的肌肉有多少？

你以為的可愛，可能是胖！

關鍵 3 指標判斷「自己該減重了嗎？」

連 WHO 都指出「肥胖是一種慢性疾病」，

且提高其他疾病發生與死亡的風險。

錯誤觀念與不健康方式讓人越減越肥，

掌握黃金比例：飲食 70％＋運動 30％，

助養成「躺著也在瘦」體質一臂之力。

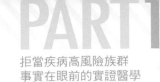

肥胖就是病，胖起來「要人命」！

相信「肥胖（obesity）」這個詞很多人都不陌生。肥胖導致最顯而易見的困擾，不外乎是外型不好看、衣服不好買、大腿內側常磨到破皮等，比起這些更嚴重千千萬萬倍的是「你的健康問題！」「你的健康問題！」「你的健康問題！」因為太重要了，一定要說3遍。

肥胖會提高許多疾病發生與死亡的風險。根據衛福部資料，國人10大死因之中，有高達7項與肥胖有關，包括腦血管病變、心臟病、癌症、第2型糖尿病、慢性下呼吸道疾病、肝臟病變或肝硬化、慢性腎臟病等，肥胖者的壽命平均比一般人減少5年左右。

▼◀ 那些因為胖而生的7種病 ▶▼

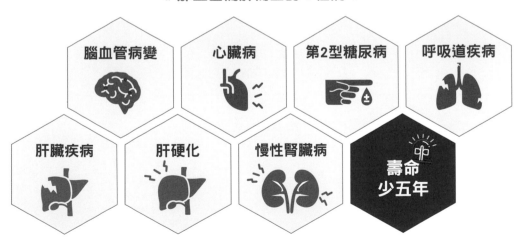

不愛運動、習慣外食與生活壓力大，讓國內有將近一半民眾體重過重。連世界衛生組織都明確指出「肥胖是一種慢性疾病」，可見肥胖對健康的危害之大，有時候生理的影響會連帶造成心理疾病。

雖然肥胖是健康殺手，但錯誤的觀念與不健康的減重方式不僅可能讓人越減越胖，出現溜溜球效應，還可能對身體造成更大程度的傷害，甚至是一輩子的遺憾。唯有導正錯誤觀念並搭配正確且適合的減重方法，才能越減越健康。

POINT　什麼是『溜溜球效應』？

溜溜球效應（Yo-yo effect）最常發生在過度節食的減肥者身上。以極端節食、故意攝取超低熱量或絕食的方式來減肥，這樣減重效果確實很快速，體重明顯下降、體態消瘦也顯而易見，但反彈速度也快，只要一恢復飲食，就會被打回原形，甚至比原本體重還重。

節食減重會使身體機制去消耗肌肉、增加脂肪，甚至連情緒都會受到影響，一而再再而三的執行，只會讓人墮入越減越肥的惡性循環。

30⁺增肌訓練

你是可愛還是胖？——該減重的 3 指標

◼ BMI 值

　　體重有沒有在正常範圍內，最常使用身體質量指數（BMI）來判斷。身體質量指數的計算方式為「體重（公斤）÷ 身高²（公尺）」，當 BMI 值大於 24 就算是異常體位，等於大於 27 就算是輕度肥胖，BMI 值越大，肥胖程度越嚴重。根據健保規範，BMI 大於 40、或 BMI 大於 35 但有肥胖相關合併症時，就屬於病態肥胖了。

	過輕	正常	過重	輕度肥胖	中度肥胖	重度肥胖
BMI 值	< 18.5	18.5–24	24–27	**27–30**	**30–35**	**BMI ≧ 35**

※ 資料來源：行政院衛生署／中華民國肥胖研究學會／教育部網站

◼ 腰圍與腰臀比

　　一般建議，男性腰圍不要超過 90 公分，女性腰圍不要超過 80 公分。腰臀比即「腰圍／臀圍（以相同單位數值計算）"」得出的數值，男性超過 0.95、女性超過 0.85 就算有「立即減重」的必要性了。腰臀比太大通常是腹部肥胖型，罹患慢性病風險較高。但腰臀比太低也不健康，適量脂肪對人體是必須的，體脂肪太低會使賀爾蒙失調、掉髮、免疫力下降或情緒問題。

	建議腰圍	正常腰臀比	超標腰臀比
男性	90 公分（約 35.5 吋）	0.85–0.90	**0.95 以上**
女性	80 公分（約 31.0 吋）	0.75–0.80	**0.85 以上**

※ 資料來源：行政院衛生署／中華民國肥胖研究學會／教育部網站

體脂肪率

　　先導正一個觀念，體脂肪高低很難從外表判斷，必須透過儀器測量才準確。體脂肪率呈現的是脂肪在身體組織裡的占比。當一個人明明看起來很瘦，體脂肪率卻很高，代表他體內肌肉組織可能非常少，以致脂肪組織占比大。相反的，當一個人看起來高高壯壯，也可能因為體內有一定的肌肉組織，反而壓低體脂肪的占比。

	30 歲前標準值	30 歲後標準值	肥胖
男性	14–20%	17–23%	**25% 以上**
女性	17–24%	20–27%	**30% 以上**

※ 資料來源：行政院衛生署／中華民國肥胖研究學會／教育部網站

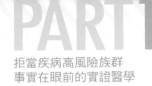

你減的不是肥，是健康！——節食後遺症

　　節食幾乎是每位減肥過的人都嘗試過的方法，也多半是他們經歷失敗的開始。要說這是最常見的減重方式，也不為過。一開始，節食通常有很明顯的效果，尤其是首次使用這個方式的人，搞不好幾個星期就會「爆瘦」。但隨著時間拉長或使用次數變多，就會發現效果越來越差，停滯期越來越長，就算餓到兩眼昏花、手腳無力依舊「不讓你瘦」。

　　人突然不進食，身體無法從食物取得熱量，便會開始消耗儲存在體內的醣類供應生理基本所需，也會帶走大量水分，就會造成體重減輕，這也是為什麼節食初期總是「超有感」。不過，長期處於飢餓狀態，身體就會開始警覺，並啟動應變機制——分解需要大量能量的肌肉組織，以降低身體所需的熱量。一旦肌肉組織變少，基礎代謝率連帶下降，不只節食效果會變差，復胖往往都會超過原來的體重。

POINT　什麼是『基礎代謝率』？

基礎代謝率（BMR）是維持器官功能、生理運作最低限度熱量，至於需要多少則因人而異，包括年紀、肌肉量、體重等都是影響因素。若攝入熱量低於基礎代謝率所需，可能影響生理機能，甚至因器官不運作而危害生命。雖然基礎代謝率占人體熱量總消耗近 7 成，但光吃到基礎代謝率是不夠的，還必須考量個人每日勞動度與活動度，來推估每日總消耗熱量（TDEE）。

減重黃金比例——飲食 70％＋運動 30％

　　減重要成功有 2 個關鍵因素——飲食控制、運動鍛鍊。在整個減重過程中，飲食控制占 70％，運動鍛鍊占 30％。這時，可能會有人氣到跳腳「運動效果這麼差，那我幹嘛還要努力！」

■ 如何養成「躺著也在瘦」的體質？

　　雖然運動占比低，但造成的效應可是強大且延續的。運動最主要的目的是生成肌肉並維持，肌肉能提升基礎代謝率，幫助身體在沒有運動時燃燒「更多」熱量。不妨把肌肉想像成大胃王，喜歡的主食就是卡路里，時時刻刻都在吃著體內儲存的卡路里（熱量），吃飯時、看電視時、甚至睡覺時都是，這就是「躺著也在瘦」的易瘦體質。

■ 管不住嘴巴依舊「難瘦想哭」！

　　不過，沒有良好飲食控制，運動再多也無用武之地。減重準則是製造「熱量赤字」，當被消耗的熱量大於進食的熱量，身體就沒有多餘的熱量可以儲存成脂肪了。但一味減少食物攝取是錯誤的，也是不可行的，增加肌肉量來消耗熱量，才是既長久又健康的方法。選擇對的食物（例如足夠的蛋白質、醣類等營養素）是飲食控制的不二法門。

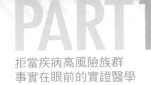

■ 減重初階班：有氧運動 mix 肌力訓練

初期要以有氧運動為主，每周至少 3 天，另外搭配 2 天肌力訓練、2 天休息。有氧運動一開始不需要太劇烈，做到自覺心跳加快、呼吸急促（喘到說話有點斷斷續續），並持續至少 30 分鐘，若單次 30 分鐘有難度，就以每 10 分鐘、休息 1 分鐘的間歇方式，做滿 30 分鐘。肌力訓練不要安排連續 2 日，讓肌肉有足夠的時間休息，並記住熟練後再進階的原則。

不論是有氧運動還是肌力訓練，運動結束之後都要拉筋（靜態伸展），一方面是放鬆肌肉，舒緩運動過程中的疲勞，另一方面在強化身體的柔軟度。經研究證實，適當柔軟度訓練有助於運動後的修復，促進代謝，維持肌肉彈性，增加運動表現。

◢◣ 瘦到不要不要的參考課表 ◢◣

星期日	星期一	星期二	星期三	星期四	星期五	星期六
徹底 休息日	有氧運動 45 分鐘	肌力訓練 30 分鐘	有氧運動 45 分鐘	徹底 休息日	肌力訓練 30 分鐘	有氧運動 45 分鐘

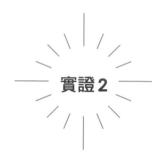

實證 2

運 動 VS 下 背 痛

下背痛的領悟
核心無力的覺悟

體驗過下背痛滋味的人占 80％以上，
而且往往一痛再痛，難以根治。
下背痛原因之一是核心肌群無力，
以至支撐身體全變成脊椎的工作，
鍛鍊核心肌群正是治標又治本的方式。
強化後核心肌群才能形成天然背架，
改善疼痛，降低下背痛的復發率。

80%以上的人都懂的痛！

在復健科、骨科門診，很常遇到下背痛（Low back pain）的病人求診，根據統計，人的一生中，曾經體驗過下背痛的人占**80％**以上，也就是說，這幾乎是每個人都會經歷到的困擾。若嚴重到壓迫神經，疼痛與痠麻的感覺向下傳遞，可能連行走都會出現困難，疼痛頻率有的人甚至是持續數月數年或反覆復發。到底為什麼下背痛這麼容易發生，而且似乎是一而再再而三的發生呢？

首先，要先了解人體的腰椎結構。如附圖所示，腰椎後的中央稱為椎管，椎管裡有重要的中樞神經系統「脊髓」，脊椎兩旁的縫隙為椎間孔，從椎間孔穿出的組織稱為「神經根」，連結椎體與椎體之間的軟骨層就是「椎間盤」，其重要功能是吸收衝擊。脊椎周邊還有韌帶、肌腱與肌肉等相連，這些都是用來穩定脊椎的構造。

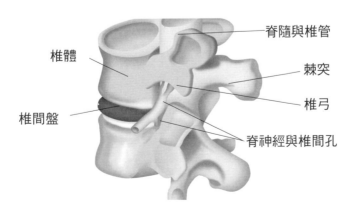

椎體

椎間盤

脊隨與椎管

棘突

椎弓

脊神經與椎間孔

就跟汽車一樣，使用時間越長，一些小零件就會開始故障，萬一使用習慣不好，壞的可就更快了，要是沒有及時維修，小毛病恐怕拖成大問題。腰椎結構與附近組織的功能就像車子，隨著年齡增長，難免會有些小問題發生，可能是椎間軟骨水分漸漸流失、韌帶失去彈性、肌肉喪失、骨質疏鬆等，這時若沒有運動習慣、長期姿勢不良、使用過度（如常搬重物）等，情況可能每況愈下。

掃描看更多

30⁺增肌訓練

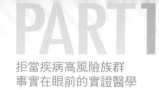
 ## 下背痛最常見的 4 個原因

▦ 肌肉肌腱拉傷

肌肉肌腱拉傷是急性下背痛最為常見的原因，包括久坐、缺乏運動、姿勢不良、運動傷害、過度訓練都可能造成，大多數病人只要找出致病因素並排除，在保守治療後，多半就可以有效改善。

▦ 椎間突盤出

最常發生在腰椎第 4 節與第 5 節間或腰椎第 5 節與薦椎第 1 節間，若壓迫到周圍神經，連下肢也會有刺痛感、麻木感，甚至無力。以常搬重物、久坐族與習慣性姿勢不良等中年族群風險最高。

▦ 脊椎功能退化、長骨刺

當脊椎周圍組織失去保護力與功能性，日積月累下會使骨質增生，從骨頭長出突出物，就是「骨刺」，骨刺不僅會影響關節活動，也可能壓迫到周圍神經，出現神經性的疼痛、痠麻、無力等症狀。

▦ 脊椎壓迫性骨折

脊椎壓迫性骨折最容易發生在骨質疏鬆的人身上，骨質疏鬆越嚴重，發生機率越高，有的人甚至連打個噴嚏或咳嗽就骨折了。高危險群包括 60 歲以上、停經後婦女、長期抽菸酗酒者。

⬡ 為什麼下背痛需要練核心？

下背痛的發生不只與年紀有關，也和核心肌群夠不夠力有很大的關係。核心肌群是圍繞在脊椎周圍的肌肉群，負責保護脊椎、分散脊椎的壓力與維持軀幹的穩定性。長期姿勢不良與不愛運動，是核心肌群無力的主要因素。當核心肌群沒有力氣，等於支撐身體的重責大任全部變成「脊椎」的工作，脊椎壓力變大了，支撐的穩定性也會變差，因此才會強烈建議下背痛反覆發生的病人一定要把核心肌群練起來，這才是既治標又治本的方法。強化後的核心肌群有如天然的背架，不僅改善疼痛感，也能讓下背痛的復發率下降。

◀▽ 核心肌群才能幫你撐『腰』！▽▶

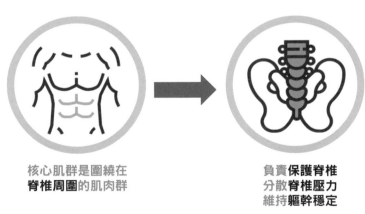

核心肌群是圍繞在
脊椎周圍的肌肉群

負責**保護脊椎**
分散**脊椎壓力**
維持**軀幹穩定**

30⁺增肌訓練

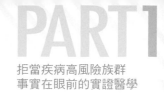
基本核心肌群訓練包括棒式、側棒式、拱橋式、四足跪式等，這些都是初學者就能輕易執行的動作。每周做 2 至 3 次，每次做 5 至 10 下，每天做滿 3 個循環，堅持 8 至 10 周就會明顯感覺到腰痠背痛的情形變少了。

鍛鍊核心肌群是 1 個長遠的計畫，需要持續進行。若在下背痛急性期、痛到不行時，建議可以透過熱敷、腰椎牽引、電療等臨床儀器治療，達到鬆開狹窄的脊椎間隙，使發炎、疼痛的神經肌肉組織獲得暫時緩解。當然，改變生活型態與習慣很是重要，尤其是矯正姿勢與正確使力，避免腰椎長期過度負重，才能真正杜絕下背痛。

◥▼ 提升下背肌力的 4 個動作！▼◤

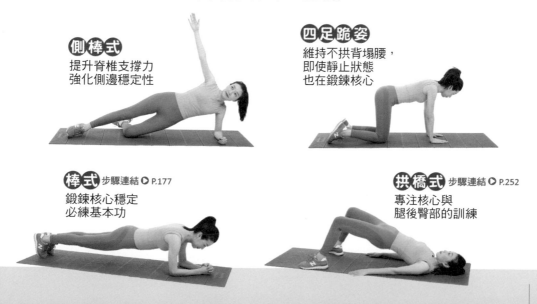

側棒式
提升脊椎支撐力
強化側邊穩定性

四足跪姿
維持不拱背塌腰，
即使靜止狀態
也在鍛鍊核心

棒式 步驟連結 ▶ P.177
鍛鍊核心穩定
必練基本功

拱橋式 步驟連結 ▶ P.252
專注核心與
腿後臀部的訓練

實證3

代謝症候群是 ...
百刀齊放隱形殺手

代謝症候群是一大堆病的「組合包」，
可怕的是，這堆病通常不會產生不適症狀，
卻常會導致要命的心血管疾病發生，
而且死亡率還比一般人還多 1.5 倍 UP ！
中廣身材（腰變粗）是唯一看得見的警訊，
戒菸、一高三低飲食，加上規律運動，
成功減重 7%，代謝症候群就能好一半！

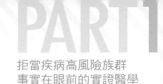
 代謝症候群不是一種病，而是一堆病！

代謝症候群（Metabolic syndrome）不單指某一種特定疾病，而是數個生理現象異常的統稱，包括糖尿病或空腹血糖偏高、身體中軸肥胖（啤酒肚、內臟脂肪多）、膽固醇或三酸甘油脂異常、高血壓等。上述病症多半跟肥胖問題有關，有代謝症候群的人心血管疾病發生率大增，而且死亡率還高出一般人 1.5 至 2.5 倍。

透過儀器測量或血液檢查，就能得知自己有沒有代謝症候群相關疾病。由於飲食習慣不佳、活動量不足、肥胖人口增加等，代謝症候群的年齡層正持續往下降，當然也和家族體質、胰島素阻抗有很大的關係。目前代謝症候群也被廣泛地運用在心血管疾病及第 2 型糖尿病的早期檢測。

▼ 代謝症候群的 5 個異常指標 ▼

！ 腹圍超標	！ 高密度膽固醇過低	！ 血脂太高	！ 血壓過高	！ 血糖偏高
男 ≧ 90cm 女 ≧ 80cm	男 < 40mg/dl 女 < 50mg/dl	三酸甘油脂 ≧ 150mg/dl 或已在 藥物治療	收縮壓 ≧ 130 mmHg 舒張壓 ≧ 85 mmHg 或已在藥物治療	空腹 8 小時 ≧ 100mg/dl 或已在 藥物治療

四管齊下，終結代謝症候群

■ 成功減重 7 至 10%

　　越來越多人的健康是因為肥胖問題而受到威脅，有代謝症候群的人更是如此，這時，減重就是最必要的項目之一了。一般來說，已經有代謝症候群且體重過重或肥胖（BMI ≧ 24）的人，只要能在 6 至 12 個月內，以健康的方式減掉原體重的 7 至 10%，就能明顯改善胰島素異常及血壓異常，大幅減少糖尿病的發生風險。

■ 把握 1 高 3 低飲食原則

　　健康生活型態中，健康飲食是極為重要卻很難堅持的一環。適合多數族群的健康飲食策略主張都很類似，包括減少不健康油脂攝取，強調蔬菜、水果、魚類、優質油脂、全穀類的均衡攝取，還有吃原型食物、減少加工與精緻的食物。最重要的是把握「1 高 3 低」的原則——高纖、低油、低鹽、低糖。要特別提醒的是，每個人生理狀況不同，若要嘗試特殊的飲食法，務必尋求醫師及營養師的建議。

高纖　低油　低鹽　低糖

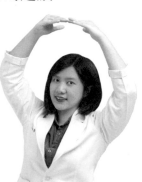

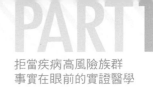

■ 每天累積運動 30 分鐘

包括有氧運動、阻力訓練、骨骼強化、牽拉運動。從來沒有運動習慣或體重過重的人，務必從最輕度的動作或重量開始，待身體能夠負荷後，再循序漸進提高到中高強度。臨床上，會建議有代謝症候群的人每天從事 30 至 60 分鐘的中等強度運動為佳，並從 1 周至少 3 次慢慢增加至每天都做。當然，若體力不堪負荷單次 30 分鐘的運動，也能拆成每次 10 分鐘，當天分 3 次做完，來達到運動量。

■ 戒菸

吸菸會增加心臟疾病的風險，也會促使其他造成心臟疾病的危險因子更加惡化，許多研究都已經證實，吸菸者的壽命比起不吸菸者減少 5 至 10 年，也是第 2 型糖尿病患因冠心症造成死亡的重要影響因素，可見吸菸對健康是百害無一利，不僅是由於香菸本身帶來的有害物質所造成，還有間接影響並加速其他病症的發生，同時也會加劇代謝症候群的各種生理指標赤字。目前國內有很多醫療院所都有提供戒菸門診服務，可多加利用。

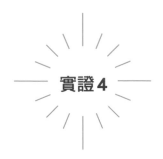

實證4

運 動 VS 肌 少 症

提升肌力不分年齡
有開始就不嫌晚

肌少症字面上的意義為肌肉減少，
但實際上也延伸包含肌肉功能的喪失。
在沒有刻意維持肌肉量的情況下，
30 歲後，每年會減少 1 至 2%的肌肉量，
肌肉量減少會使脂肪囤積越來越快。
阻力訓練可以增加肌肉量、提升肌力，
這是目前對抗肌少症最有效的方法！

30⁺增肌訓練

我有肌少症嗎？

　　老化是現代人都逃不過的課題，良好身體機能是讓老後生活維持好品質的方式之一。你是否有這樣的經驗：看著曾經生龍活虎、健步如飛的爺爺奶奶或父母，年輕時體力足以兼顧家庭與工作，隨著自己越長越大，他們開始步態蹣跚、彎腰駝背等狀況，以上很多可能都是肌少症（Sarcopenia）所導致。

　　肌少症字面上的意義為肌肉減少，實際上也包含肌肉功能喪失。透過量測「小腿圍」可初步評估，男性小腿圍小於 34 公分或女性小於 33 公分，建議安排進階檢查，包含握力測試、體能表現（即下肢肌力評估），若上述任一項不合格，即代表「可能肌少症」，這時需進一步測量肌肉量來確認診斷。當然，肌肉無力很容易從日常生活察覺，像擰毛巾擰不乾，或過馬路時老是綠燈轉紅燈卻還沒走到對面等。

◤▽ 肌少症臨床診斷 3 依據 ▽◥

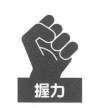

握力

男性低於 28 公斤
女性低於 18 公斤

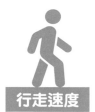

行走速度

行走速度每秒
少於 1 公尺

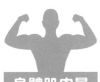

身體肌肉量

透過專業儀器測量
計算肌肉質量指數

肌肉流失多，毛病跟著多！

　　肌少症同時會增加跌倒風險和罹病率、認知功能障礙，進而使死亡率相對變高。根據研究，成年人肌肉流失的速度與年齡成正比，在沒有刻意維持的情況下，30 歲後肌肉量每 10 年下降約 3 至 8%，年紀越大，下降速度越快，60 歲後流失更快，尤其下肢肌肉。一個 70 歲的人肌肉量會比 25 歲少 37%，體脂肪則會多出 114%，因為肌肉量的減少，會使代謝能力下降，增加脂肪的囤積。

　　雖然骨骼肌肉的減少（流失）是屬於老化的自然生理過程，還是特定的疾病或症候群尚無定論，但營養不良、久坐少動、骨質流失或骨折、長時間臥床等，都可能造成肌少症。即使目前尚無藥物可以預防或治療肌少症，不過透過飲食及運動的調整，可以避免或延緩症狀的發生。這不是等到肌少症找上門才開始，而是 30 歲之後的每個人，都應該執行並養成習慣的事。

▼▼ 那些因為肌少症造成的毛病！ ▼▼

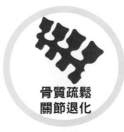

骨質疏鬆
關節退化

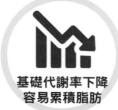

基礎代謝率下降
容易累積脂肪

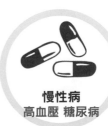

慢性病
高血壓 糖尿病

30⁺增肌訓練

增肌最到位的營養與訓練

營養到位 蛋白質、維生素 D、鈣質

　　若腎臟功能無慮，增肌首要任務是攝取足量蛋白質、維生素 D 及鈣質。蛋白質幫助肌肉生成，每日建議攝取量為體重（公斤）乘以 1.2 至 1.5（克），可以從豆類、肉類、乳製品及海鮮類補充。維生素 D 幫助鈣質吸收，深海魚類、香菇、木耳等都是很好的來源，適量適時晒太陽更有助維生素 D 生成。鈣質是影響骨質密度的原物料，可從鈣片或乳製品中補充。不論哪種營養素都應平均分配於 3 餐攝取。

訓練到位 阻力訓練 CP 值最高

　　阻力訓練是以增加肌肉量、提升肌力為主軸的運動，這是對抗肌少症最有效的方法。即使是有病在身或已經肌少症的人，都可以在得到醫師許可下，尋求專業物理治療師或教練的指導，盡可能維持每周 2 至 3 次，每次 20 至 30 分鐘的阻力運動。阻力運動指使用器材（如啞鈴、彈力帶、壺鈴）或自體體重（如深蹲）來當重量，讓身體產生對抗的力量。對初學者來說，鍛鍊部位要以大肌群的多關節訓練為主，如深蹲同時需要髖關節、膝關節及踝關節一起動作，又能同時鍛鍊到臀部、大腿前後側的肌群。除此之外，別忘了運動前先熱身來防止運動傷害，運動則要適度伸展以維持肌肉彈性。

實證5

運 動 ＶＳ 高 血 壓

常規有氧運動
降低血壓不是夢

高血壓是中風、心臟病的元凶之一，

在台灣，18 歲以上超過 25％有高血壓。

高血壓被稱為「沉默殺手」，平時幾乎沒症狀，

但一旦發生症狀，往往就是一輩子的遺憾…

控制血壓不僅要配合醫囑服藥治療，

維持正常體重、生活習慣與飲食模式調整，

與規律且適量的運動，都有助於降血壓！

我的血壓有正常嗎？

　　在介紹高血壓（Hypertension）與運動之間的關係前，必須先讓各位了解高血壓的定義與分期。依照美國心臟學會於 2017 年提出的新定義，已將原有的正常血壓標準值從 140mmHg ／ 90mmHg（收縮壓／舒張壓）以下，下修至 130mmHg ／ 80mmHg，超過就屬於高血壓了，不論超過多少，都應該要有警覺性，並安排就醫檢查。

　　目前台灣仍以 140mmHg ／ 90mmHg 做為標準，但多數醫師仍會建議有心血管疾病、糖尿病、腦中風等病史或有在服用抗凝血藥之民眾，將血壓值控制在 130mmHg ／ 80mmHg 以下，以減少相關併發症的發生。一般而言，在高血壓前期階段，就要特別留意了，最好要立即改善生活型態，如充足睡眠、正常作息、戒菸戒酒等，並搭配飲食調整與規律運動。若已經進入高血壓第 1、2、3 期階段，還需要加入藥物治療以有效控制血壓，避免血管壁承受過大壓力，降低心血管疾病風險。

◄ 高血壓的定義與分期 ►

	正常血壓	高血壓前期	高血壓第 1 期	高血壓第 2 期	高血壓第 3 期
收縮壓	<120	120–139	**140–159**	**160–179**	**≥180**
舒張壓	80	80–90	**90–99**	**100–109**	**≥110**

（單位：mmHg）

高強度間歇運動，調控血壓最有效！

根據澳洲學者 YN Boutcher 博士，2017 年在人類高血壓雜誌發表的文獻指出，以個人最大攝氧量（VO2 max）的 70% 強度進行運動，對於控制高血壓具有重要作用。最大攝氧量是指在激烈運動下，每分鐘身體所消耗氧氣的最大值，從而得知在運動激烈的條件下，組織細胞的氧利用量有多少，常用來做為心肺耐力的指標。激烈運動包括高強度間歇性運動訓練（HIIT）和常規有氧運動、阻力訓練，這 3 種運動模式均有數據顯示可以有效降低血壓。

有氧運動是指隨運動強度與時間增加，會提升呼吸與心跳速率的運動。阻力訓練則是利用「負重」的方式，讓肌肉在運動過程中，為了成功對抗外在或自體重量，達到強化肌肉力量的效果。與有氧運動和阻力訓練相比的話，高強度間歇運動有比較高的適應性，血壓調控效果也比較好，在相同的運動時間下，能產生更大的改變。

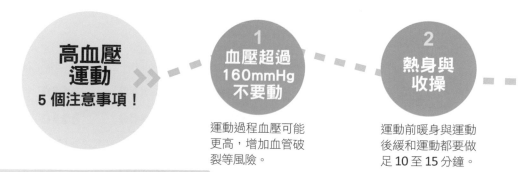

高血壓運動 5 個注意事項！

1 血壓超過 160mmHg 不要動
運動過程血壓可能更高，增加血管破裂等風險。

2 熱身與收操
運動前暖身與運動後緩和運動都要做足 10 至 15 分鐘。

30⁺ 增肌訓練

掃描看更多

運動血壓飆更高，不動才是上上策？

　　有高血壓的人，更應該馬上開始運動。有長期、規律的運動習慣，有助於維持血管壁的彈性，這有利於血壓的控制，因此建議有高血壓的人，固定每周運動 3 次，每次至少 30 分鐘，運動強度先以自覺感受為主，運動過程覺得「有點喘但還可以說話」的程度就行了，這時心跳大約就是落在每分鐘 130 下左右。依照臨床經驗，只要能堅持 3 個月，整體的體能與血壓都會大幅改善。

　　值得一提的是頑固性高血壓（resistant hypertension）患者的運動風險。頑固性高血壓指高血壓患者經使用 3 種不同的高血壓藥物（當中必須包含利尿劑）且已達到適當劑量，仍無法將血壓順利控制到目標血壓值。由於頑固性高血壓成因複雜，臨床尚未釐清病因，若要以運動控制血壓的難度及危險性相對高，建議務必尋求醫療機構擬定適合運動處方並監控運動時的生理狀況才是安全的。

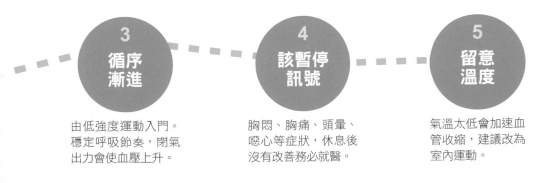

3 循序漸進
由低強度運動入門。穩定呼吸節奏，閉氣出力會使血壓上升。

4 該暫停訊號
胸悶、胸痛、頭暈、噁心等症狀，休息後沒有改善務必就醫。

5 留意溫度
氣溫太低會加速血管收縮，建議改為室內運動。

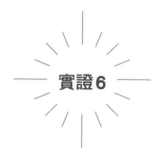

實證6

運 動 VS 糖 尿 病

讓胰島素瞬間
敏感的祕密

當胰島素阻抗，細胞對胰島素敏感性降低，
就無法使糖分被細胞使用，以致身體泡在糖水，
此時，不只糖尿病，什麼病都會大駕光臨。
很多人因為糖尿病，生活品質大幅下降，
其實，在按時服藥的同時搭配規律運動，
不僅能維持正常體重，還能提升胰島素敏感度，
有助於促進體內的血糖代謝功能。

30⁺增肌訓練

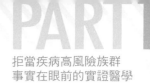

器官泡在糖水裡，死神很快找上你！

根據衛福部統計數據顯示，糖尿病不僅於 2018 年度排名國人 10 大死因的第 5 名，近年來罹病年齡層逐漸下降，甚至低至國小孩童。飲食習慣改變與運動量減少是糖尿病很重要的盛行因素，尤其又以體重過重（但不代表瘦子不會得）、攝取過多糖分（吃太甜）、久坐不動（不運動）、吸菸和酗酒等族群的風險更高。

糖尿病是胰島素分泌不足或作用力降低所引起的疾病，很多人警覺到自己可能有糖尿病是出現「三多」症狀——喝多、吃多、尿多，此外，糖尿病還會導致很多的併發症，例如心血管疾病、腎臟疾病、眼睛與神經病變。

在正常的情況下，胰島素的存在，是為了幫助攝入的葡萄糖進入細胞，使肌肉、細胞產生能量，然而，糖尿病患者因為胰島素阻抗的關係，細胞對胰島素的敏感性降低，而無法使葡萄糖進入到細胞內，當糖分的代謝與利用出問題，葡萄糖就會滯留在血液中，導致血糖值升高。當血糖長期超出標準值，等於器官、血管等，長期泡在糖水裡，身體就會一直處於在發炎的狀態。

◥◣ 最容易得糖尿病的 7 種人！◢◤

類型 1
久坐不動
運動有助增加
胰島素敏感度

類型 2
家族病史
父母、子女或
手足有糖尿病者

類型 3
高血壓
同為糖尿病併發症
與危險因子

類型 4
有菸癮者
風險高出不吸菸者
1.4 倍以上

類型 5
40 歲 UP
臟器老化與
細胞功能退化導致

類型 6
體重過重
胰島素阻抗增加，
以致血糖失控

類型 7
高糖飲食
過多糖分無法消耗
導致代謝失調

掃描看更多

運動可以強化胰島素的敏感度

　　臨床常見糖尿病有 2 種類型。第 1 型糖尿病多是遺傳所致，發病年齡通常較低，主因是身體無法製造足夠胰島素，需要靠外打胰島素來維持生理狀況。第 2 型糖尿病多半是後天造成，好發年齡約 45 歲左右，主要病因是細胞對胰島素不靈敏，以致血液裡的糖分無法被有效利用，滯留體內。很多病友為了控制血糖，生活品質大幅下降，其實若能在按時服藥、控制飲食同時，搭配規律運動，血糖是能得到很好的控制的。

　　透過儀器觀察運動後的生理變化，會發現全身胰島素敏感性立即提升，並且可以持續長達 96 個小時。在經過數周、數月甚至數年的規律訓練後，生理功能的適應增加，就能促進糖尿病患者的新陳代謝，最大好處是能維持良好的血糖值與胰島素敏感性，避免疾病惡化。

　　若沒有規律運動習慣，又有糖尿病等慢性疾病，身體最大攝氧量不足是常有的事，這會使心肺系統與肌肉系統利用氧氣的效率降低，連帶使呼吸、心臟、血管、肌肉等功能變差。不過，這些都是可以透過運動來改善的，只要持續進行 12 周以上的有氧運動或阻力運動，即使是糖尿病患者，最大攝氧量與體能也會有明顯增加的狀況。所以不論是要對抗糖尿病或預防糖尿病，從運動開始是不會錯的。

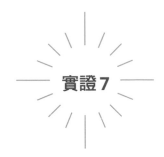

實證7

運 動 V S 高 血 脂

戰勝血脂肪
維持血管彈性

不運動的人很常有血脂過高的情形，
久坐不動的生活使國人高血脂率超過 21％！
高血脂指血液中的脂肪含量超出標準值，
這是引起心血管及腦血管疾病的主因，
總（壞）膽固醇、三酸甘油脂之一超標都 NG。
改善高血脂不用靠高強度運動，
中低強度持續 8 至 12 周，改善血脂很有感。

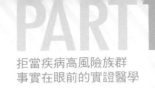
我有高血脂嗎？

高血脂（Hyperlipidemia）可以說是一種文明病，在飲食文化改變、生活型態不當、日常工作壓力大和吃多動少的環境下，身體代謝血液中脂肪的功能逐漸變差。以台灣為例，根據國民健康署網站資料，高血脂盛行率已經超過 21%，等於每 5 人至少有 1 個人有高血脂問題，可見高血脂的情況已經越來越普遍。

高血脂是指血液中的脂肪含量較高，主要會受到膽固醇與三酸甘油脂含量的影響。一般而言，血脂檢查通常以抽血方式檢驗，檢驗項目包括總膽固醇（TC）、低密度膽固醇（LDL）、高密度膽固醇（HDL）、三酸甘油脂（TG）。當總膽固醇或低密度膽固醇、三酸甘油脂數值之一超過標準值，就屬於高血脂疾病了。

體脂肪不等於血脂肪。體脂肪是儲存在組織細胞中的脂肪，是長期累積的結果，不太容易因為進食而有所起伏。血脂肪則是血液中的脂肪，原則上在進食後會暫時性升高，但身體會自動因應調節。

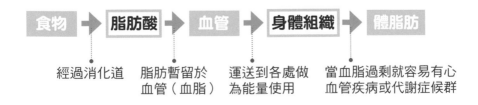

食物	脂肪酸	血管	身體組織	體脂肪
經過消化道	脂肪暫留於血管（血脂）	運送到各處做為能量使用	當血脂過剩就容易有心血管疾病或代謝症候群	

膽固醇分為 2 種，包括「高密度膽固醇（好膽固醇）」與「低密度膽固醇（壞膽固醇）」。高密度膽固醇能將脂肪轉化後帶到肝臟，可以減少心血管堵塞，降低血管疾病的風險，所以越高越好，低密度膽固醇則容易沉積在血管壁中，增加血管堵塞的風險，所以不應超過正常值。簡單來說，膽固醇的好壞取決於對身體造成的影響，好膽固醇越多，對身體的好處越多，壞膽固醇越多，對身體的壞處越多。

由於血液脂肪含量高，容易導致血管內皮細胞異常，形成粥狀斑塊，並隨著時間越來越厚，當血管管壁變厚就會失去彈性，造成動脈硬化、血管內腔變小，因而阻礙血液流通的流量與順暢度。一旦硬化的斑塊剝落易很可能引起血栓生成（Thrombosis），使血管被堵住導致病變，這是很多心臟血管及腦血管疾病的主要原因。

◥◣ 高血脂檢測項目與標準值 ◢◤

總膽固醇 （TC）	低密度膽固醇 （LDL）	高密度膽固醇 （HDL）	三酸甘油脂 （TG）
<200	<130	>40	<150

（單位：mg／dl）

　　高血脂對身體的傷害是一點一滴慢慢累積而來的，一個人要從健康正常的血管，到稍微管壁形成斑塊、有點阻塞，再到嚴重堵塞到影響血液流通，可能會經過數十年，這也是為什麼高血脂尤其容易發生在 40 歲以上。但若屬於有家族病史、肥胖（體重過重）、過量飲酒、長期吸菸、飲食過度油膩、生活緊張及工作壓力大、缺乏運動或久坐等高危險族群，發生的時間可能會提早，務必特別留意。

▼▼ 為什麼 40 歲以上容易有高血脂？ ▼▼

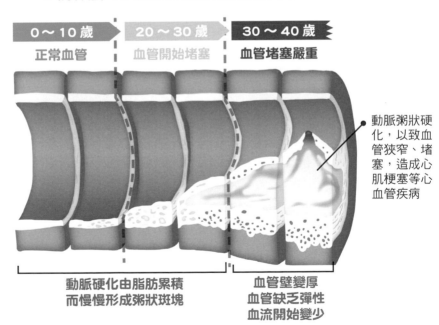

0～10 歲	20～30 歲	30～40 歲
正常血管	血管開始堵塞	血管堵塞嚴重

動脈粥狀硬化，以致血管狹窄、堵塞，造成心肌梗塞等心血管疾病

動脈硬化由脂肪累積而慢慢形成粥狀斑塊

血管壁變厚
血管缺乏彈性
血流開始變少

⬡ 循序漸進動起來，預防高血脂到來

高血脂的危險因素中，除了年齡及家族病史無法改變，其他都可以透過後天修正來降低罹病率，飲食與運動就是最好最簡單最能持續維持健康的方式。

在飲食方面，少油少鹽少甜食是首要目標，不只幫助膽固醇過高者有效降低血脂，在減重上也會有明顯效果。值得留意的是，血脂異與體重多寡並沒有絕對關係，也就是說，瘦子不一定血脂就正常。不過，體重越重，高血脂的機會確實也會變高。

運動方面務必循序漸進，有沒有養成習慣比強度高低更重要，與其高強度運動做 2 休 5，不如天天堅持的中低強度運動更有效果。從深蹲 10 下、開合跳 20 下或騎腳踏車、健行等開始，持續 8 至 12 周後、待體力與肌耐力提升，再慢慢增加強度。已在服藥治療的民眾，切勿認為有運動就可以停藥，適當藥物治療有助生理狀況的調節，避免病情再惡化。若擔心身體狀況不佳而遲遲不敢動起來，不妨前往醫療院所進行評估，讓醫師與物理治療師設定最適合的運動處方。

實證8

運 動 VS 骨 質 疏 鬆

每天運動 30 分鐘
骨骼有用才會變強壯

若要說運動跟骨質密度的關係，

切記 1 個萬年不變的真理——

越常使用的部位，骨骼會越強壯。

「我就骨鬆了，動下去不就直接碎掉！」

這則是不了解的誤會，更是懶惰的藉口。

其實，只要能避免運動傷害，

骨質疏鬆從事運動是安全無虞的！

⬡ 骨頭的構造與功能

人體最堅固的構造就是骨頭了，往自己身上捏一捏、掐一掐、敲一敲、咬一咬，所碰到的堅硬物質就是骨頭。看看空手道或跆拳道選手，赤手空拳就能把木板或磚塊劈成兩半，就知道骨頭的堅硬程度有多可靠了。

一般成年人的骨頭總共有 206 塊，包含各種不同類型的關節，支撐著人體，協助我們執行各種動作。骨頭裡有骨質，骨質是由條狀、圓狀等不同形狀交織而成，形成網狀結構，有很強的抗壓力及抗扭力，就像扎實堆疊在一起的木板、木條，用鐵鎚敲也不見得破壞得了。健壯的骨骼系統不只讓人在負重情況下維持穩定支撐，也有保護臟器（如肋骨）、執行動作、造血及儲存的功能。

◥◣ 我的骨密度及格嗎？ ◢◤

正常骨質
骨密度標準差
大於 -1

骨質稀少
骨密度標準差
-1及-2.5之間

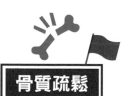
骨質疏鬆
骨密度標準差
小於 -2.5

趁早存骨本，預防骨鬆找上門！

　　骨頭有 2 種對立細胞，一是形成骨質的造骨細胞，一是會破壞骨質的蝕骨細胞。造骨細胞進行造骨作用之後會進入休眠期，換蝕骨細胞進行破壞與吸收作用，當蝕骨細胞進入休眠期，又換造骨細胞開始工作，每一個周期都是骨骼再塑的循環。骨質疏鬆（Osteoporosis）則是骨質流失的過程，骨質流失會使骨頭裡的空洞變多，骨骼強韌度與支撐力下降，骨折風險就會提高。

　　骨本就是骨質，存骨本就是想辦法把骨質留住。影響骨質密度的主要因素包括遺傳、內分泌、環境、性別等。雖然遺傳因素不容小覷，但環境影響力也是很大的，其中營養攝取及體能活動，是可以經由後天努力來補足的。營養攝取首重鈣質的補充，當鈣質攝取不足，身體會想方設法得到鈣質，最快最有效率的方法就是分解骨質、釋出鈣離子，以保持血液中鈣離子的穩定，這也是造成骨質疏鬆的原因之一。

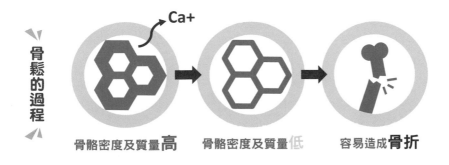

骨鬆的過程

骨骼密度及質量**高**　　骨骼密度及質量**低**　　容易造成**骨折**

我骨頭不好，不要運動最好？

當建議骨鬆病人要多運動時，常被吐槽「我就骨質疏鬆了，再動下去不就直接碎掉！」這可能是不了解造成的誤會，因為完全不運動、骨骼缺乏刺激的情況下，會使骨質持續流失，而且隨著年紀增長，速度越來越快。想要維持甚至增加骨質密度，給骨頭「壓力」是很重要的，持續「使用」才能促使骨質密度提升，可以想像是往水管裡塞棉花，有時候，多施點力去填充壓縮，管子裡的棉花也會更緊實更堅固。

「骨質疏鬆症只會發生在女性身上？」這更是大錯特錯的思維。骨質疏鬆的發生不挑性別，所有骨質疏鬆的患者中，男性占比有 20% 之多，大於 65 歲男性骨折後死亡率甚至高於女性，可見骨鬆並非女性專利。除此之外，由於 30 歲後骨質就會逐漸流失，要是加上長期營養不均衡、不晒太陽、不運動，導致缺乏鈣質、維生素 D、蛋白質，骨質疏鬆可能更快找上門。

▼▼ 誰是骨質疏鬆高危險群？ ▼▼

家族
骨鬆史

60歲以上
男女皆是

長期使用
類固醇

停經婦女

酗酒抽菸

先天體型
瘦小

30⁺ 增肌訓練

　　運動是預防骨質疏鬆的不二法門。若要說運動跟骨質密度的關係，切記 1 個萬年不變的真理——越常使用的部位，骨骼會越強壯。根據實證數據顯示，承受重力或負重都有助於增加骨密度（Bone Mass Density，BMD）。運動會增加骨骼承受壓力與活動頻繁度，尤其是阻力訓練與重量訓練，皆能讓骨密度呈現明顯成長。

　　只要能避免掉運動傷害，骨質疏鬆病人從事運動是安全無虞的。本書提供的各種動作及訓練模式，就是完全適合要預防或已經骨質疏鬆人。尤其是已有骨質疏鬆的病人，可以針對好發骨折的部位，利用重力或外力的刺激進行訓練。運動的類型最好包含有氧運動及肌力訓練，並搭配運動前後拉筋來維持關節的活動度及肌肉彈性。另外適度晒太陽會促進維生素 D 的形成，有助改善鈣質的吸收。

◥▼ 骨骼穩健 3 重點 ▼◤

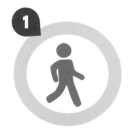

1

**負重運動
強化骨骼**

每週3天
每次30～60分鐘

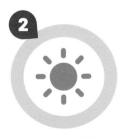

2

**適度日晒
幫助吸收鈣**

晒10分鐘
得到2000IU維生素D

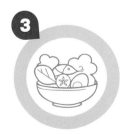

3

**均衡營養
補充鈣質**

也可吃含植物
賀爾蒙的食物

實證9

運 動 VS 癌 症

癌友**常規治療外**的
最佳處方是 ...

「運動是除了常規治療以外,
癌症病人可以服用的最佳藥物。」
規律運動能幫病人維持體力與精神,
以對抗癌症治療產生的副作用。
運動的效果是越累積越明顯的,
搭配常規治療與正確的營養補充,
提升肌力的同時,降低癌症復發率。

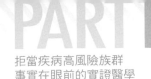

常規治療外的最佳處方是…運動！

　　仍有不少人認為得癌症了、進行手術或放療化療了，身體變這麼虛弱、抵抗力變這麼差，就要好好休息、乖乖在家、減少活動量，不要動才是上上策。其實，這觀念並不正確。目前有許多研究都已經證實「完全不動反而會讓癌症患者狀況變得更糟。」澳洲腫瘤協會研究主席 Prue Cormie 教授就曾說過「運動是除了常規治療以外，癌症病人可以服用的最佳藥物。」

　　運動能幫病人維持體力與精神，以對抗癌症治療產生的副作用，包括生理上的與心理上的，有助於改善生活品質、減緩疲勞感與降低焦躁與不安的情緒，連帶增加身體復原力與免疫力。許多癌症病人是因為不曉得「如何開始」而卻步，其實，跟每個要開始運動的人一樣，運動前先評估身體狀況，並於過程中視實際情況配合調整。

　　尤其在化療階段更要特別留意，因為這個時期往往受許多副作用的折騰，造成生心理的不適，像是「癌因性疲勞」就是指治療期間的疲憊感，心情通常也會顯得負面與失落，這時，千萬不要整天臥床，臥床太久會使肌力逐漸流失，以致連日常所需的基本體能跟著下降。起身活動可以改善疲憊感，建議可以從是輕度活動，例如健走、腳踏車、踩階梯等，體力真的難以負荷，散散步也可以。

癌友更要養成規律運動習慣

在養成運動習慣之後，若身體的體能與適應度都許可，就要循序漸進提升到中強度的有氧運動與阻力訓練，運動過程要維持「有點喘又不會太喘」的感覺。有氧運動包括快走、慢跑、固定式腳踏車、跑步機上坡走等，阻力訓練則可以搭配簡單的器材進行上下肢訓練，舉凡彈力帶、啞鈴、沙包或裝水寶特瓶等，都是很好的輔助用具。高強度運動訓練對癌友來說，是比較吃力的，風險也比較高，因此不建議治療前與治療中進行高強度的訓練。

與主治醫師討論自己的運動處方與目標強度，能讓癌友在醫師的把關下，更安全的運動。在體力許可下，每周進行 5 天適度運動是最有效果的，持續 3 周以上，體力與精神就會獲得正面改善，持續 6 至 8 周後，連肌耐力都會明顯變好，運動習慣有助於患者體內系統的健康改善，尤其是免疫系統，提高免疫力有助於避免併發症帶來的風險，進而降低死亡率。當然，除了運動之外，營養的補充也很重要，運動搭配正確營養補充與飲食調整，才能讓癌後的生活更順利更健康。

30⁺增肌訓練

情況 1

化療進行期前 3 天

體力差、
抵抗力弱

情況 2

發燒

體溫超過 38°C
可能體內組織
有發炎情況

情況 6

異常疲累

疲倦、（肌）
無力、暈、痠痛、
骨頭痛

什麼情況癌友運動要 STOP?

情況 3

心跳過快

休息時間仍大於
100bpm 或心跳
不規則

情況 5

運動後不適

很喘、噁心、血
壓飆升、休息 30
分鐘未恢復

情況 4

血液異常

白血球、血紅素、
血小板檢測指數
過低

白血球低於 3000/mm3、
血小板低於 50000/mm3、
血紅素低於 10 g/dl

※ 資料來源：
台灣癌症基金會網站

Part 2

觀念有對才會改變
運動迷思的終極破解

傳說「長了肌肉，沒運動就會變肥肉？」
傳說「忍住飢餓不吃，能消耗更多熱量？」
傳說「沒有痠痛就沒用，我白忙一場？」…
關於肌力訓練的都市傳說有很多，
你該相信的是專業怎麼說，
而不是把傳說當成不想動的藉口…

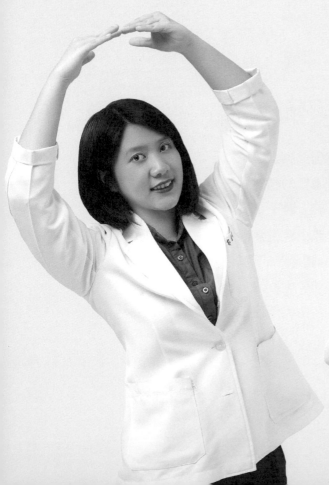
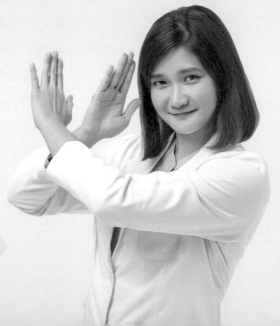

Q.1
運動過程中，
汗流越多瘦越多？

ANSWER

流汗多寡跟運動效果八竿子打不著！
流失水分導致的體重減輕，
輕得了一時，輕不了一世。
運動使體內產生熱能，
流汗是避免身體過熱的降溫方式，
至於汗流多流少則取決於環境，
跟夠不夠拚命完全沒關係！

汗腺是為了散熱而存在

很多人會以為有流汗才是有在動的「證據」，有流汗才代表運動有效果，至於那些沒流什麼汗的運動，就是白忙一場。流汗是人體自我調解體溫的一種方式。運動會消耗能量，使身體產生熱能，透過汗水的分泌及蒸發會把熱能帶走，達到散熱、降低體溫的目的。就像電腦的風扇或散熱的概念，長時間或高效能的使用後（例如打線上遊戲）就會開始發燙，萬一沒有散熱裝備導致機體過熱情形，電腦可能就會越用越卡。人體也是如此，汗腺就是扮演風扇的角色，在我們體溫升高時，透過擴張的毛細孔分泌汗水降溫，維持體溫的恆定。

 ## 不是沒有汗流浹背，就代表不夠累

流汗流得多或流得少，不是評估「夠不夠累」的準則，所在環境的通風性、溫度、溼度、運動強度和持續時間、個人體質、穿著類型、有沒有擦汗或補充水分等都會影響。處在高溫、溼度高、不通風的環境，體感溫度升高，為了調解體溫，排汗量就會增加，以避免中暑等熱傷害發生。一般來說，強度越高，排汗量會越大，但有時會有特例，

在相同環境同時進行相同運動，確實有人「汗較多」、有人「較不出汗」，汗多的人可能是汗腺較多或運動前水分補充多，出汗量相對增加，較不出汗的人則可能是先天體質或慢性疾病使周邊神經失調等因素造成。所以不要再有「流汗多的人＝消耗的熱量多」的錯覺了。

水分被帶走，體重減輕剛好而已

大量流汗後，站上體重機發現體重變輕，不免有人會自己腦補，產生「流汗多寡＝運動效果」的錯覺。其實，流汗多寡跟運動效果關聯性極低。流汗把熱能帶走，過程中水分流失，體重會減輕，是合乎情理的，只是這些都只是假象，一旦補充水分或進食，體重就會回到現實。但千萬不要解讀成「喝水就會胖」而不補水，或故意選在高溫度高溼度的環境下運動，這樣很可能造成身體脫水，輕則頭暈、口乾舌燥，時間一長甚至會導致器官損傷。

大量
流汗

體重
變輕

變瘦
是假的！

身體水分流失，
量體重減輕
是合情合理的

30⁺增肌訓練

Q.2

白開水or運動飲料
運動時該如何補水？

ANSWER

運動前、中、後都需要補水，
補什麼水重要，適時適量更重要！
喝少持續脫水，身體持續感覺飢渴，
喝多腎臟負擔大，還會胃脹又頻尿。
日常運動白開水是最佳選擇，
強度高、頻率高則高滲透壓運動飲是首選。
（市面開架含糖運動飲皆屬之）

運動前中後的補水攻略

　　參與或進行高強度或高頻率的運動期間,例如運動(或比賽)時間超過1小時,或1天超過1次等,可以適量補充高滲透壓的運動飲料,市面常見的罐裝運動飲料、糖度正常的品項都屬於這種。多數人日常訓練還是以低到中強度為主,喝白開水是最佳選擇,若運動飲料比較好入口,記得要選擇低滲透壓(低糖低鈉)的品項。運動飲料中的碳水化合物可以為身體提供能量,鈉則可以刺激口渴、幫助水分保留、緩解抽筋,雖然運動飲料比水還有味道,比較好下嚥,但由於糖分相對高,非運動期間盡量少喝。

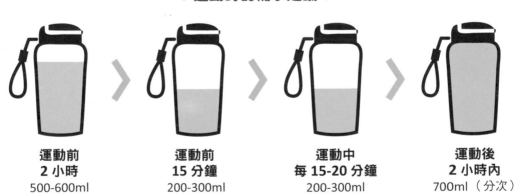

▼ ▼ 運動時的補水建議 ▼ ▼

| 運動前
2 小時
500-600ml | 運動前
15 分鐘
200-300ml | 運動中
每 15-20 分鐘
200-300ml | 運動後
2 小時內
700ml(分次) |

※ 資料來源:美國國家運動防護協會

30⁺ 增肌訓練

缺水會提高熱傷害風險

運動的過程中，身體會因為消耗能量，產生熱能、體溫升高而進行自我調節，通常會借助擴張毛細孔與排汗，來達到散熱、降低體溫的效果。只是流汗會讓體內失去大量水分及電解質，若沒有及時補給，很容易造成「脫水」的現象，連帶導致「運動表現變差」，尤其在天氣悶熱時或溫度較高的環境下，脫水會增加「熱傷害」的風險，常見症狀有熱痙攣、熱衰竭、熱中暑、熱暈厥等。除此之外，人體在脫水時，會感覺到肌肉的力量減少、疲勞感增加、專注力降低、耐力降低，這些都是影響運動表現的因素。

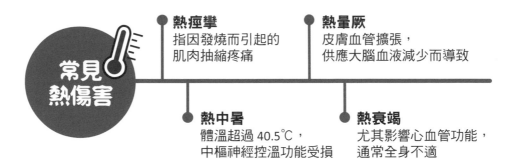

常見熱傷害

熱痙攣
指因發燒而引起的肌肉抽縮疼痛

熱暈厥
皮膚血管擴張，供應大腦血液減少而導致

熱中暑
體溫超過 40.5℃，中樞神經控溫功能受損

熱衰竭
尤其影響心血管功能，通常全身不適

Q.3

做重訓的女孩，
會練成『金剛芭比』？

ANSWER

聽到「重訓」就嚇到吃手手！
要練成金剛芭比，從來不會是偶然，
那是刻意訓練的結果（很累 der）。
當你覺得身體變粗壯是短暫假象，
這是增肌、減脂、變結實的必經過程，
只有堅持訓練下去、調整飲食，
體脂降下來，線條才是真的！

你以為的粗壯，只是過度期

還真的有學員，拿著測量數據來哀號「不是說不會變壯嗎，可是我腿圍變粗了！」好吧，確實會有這個階段，但這只是過度期。增肌是一個過程，從「脂肪多＋肌肉少」到「脂肪不變＋肌肉增多」，再到「脂肪不變＋肌肉不變」，最後才是「脂肪下降＋肌肉增加」，其中「脂肪不變＋肌肉增多」和「脂肪不變＋肌肉不變」會使身型看起來粗壯一點，這是訓練時肌肉充血而變大變硬，但這是暫時的，待肌肉血液循環恢復就會消下去了。只需要更有毅力地持續訓練及調整飲食，讓肌肉維持甚至增加，當體脂肪下降，身材就會變得苗條且精實，不只是瘦，而是瘦得有線條。

◆▼ 增肌過程知多少？ ▼▶

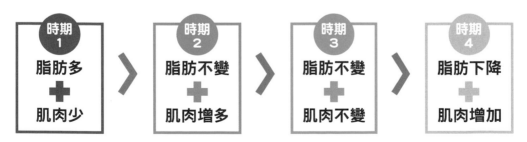

時期 1　脂肪多 ＋ 肌肉少

時期 2　脂肪不變 ＋ 肌肉增多

時期 3　脂肪不變 ＋ 肌肉不變

時期 4　脂肪下降 ＋ 肌肉增加

練成金剛芭比，絕對不是意外！

　　很多女孩光聽到「重訓」，就嚇到吃手手。這樣的刻板印象，讓重量訓練充滿著陽剛氣息，讓很多女生擔心做重訓做著做著就會不小心變成「金剛芭比」。經證實得知，能促進肌肉生長的激素包括「雄性激素（Androgen）」及「生長激素」。雄性激素就是睪固酮，有助於蛋白質合成、促進肌肉產生，雖然男女身上都有，但男性雄性激素本來就多，重訓過後會製造更多，這也是為什麼相同訓練條件下，男性肌肉線條總會比女性明顯。一般女性體內雄性激素濃度不超過男性的7%，相對男性增肌有2個得力助手，女性能倚靠的只有生長激素。所以啊，要練得像金剛芭比那樣，從來都不可能是一場意外，那都是很刻意訓練才有的結果。

不是做重訓，
就會變成金剛芭比！
（練成那樣超難 der）

增肌助手 1	+	增肌助手 2
生長激素		雄性激素
男女都有含量差不多		男女都有含量差很大女性不超過男性 7%

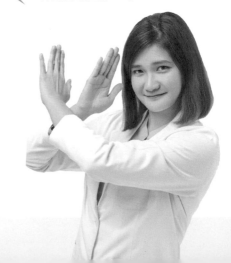

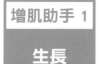

30⁺增肌訓練

Q.4

重訓非男性專利，
女孩更要鍛鍊肌力？

ANSWER

一旦體驗過肌肉帶來的好處，就懂

「男人會背叛你，但肌肉不會就是不會！」

所以女性更要把肌肉練起來，

不是有器材才能練，徒手訓練也 OK ！

雕塑體態與線條，瘦出人生新高度，

促進代謝，吃貨也不怕的體質，

而且增肌效果媲美微整，越活越年輕

隨時都能練，家裡就是健身房！

　　許多人還沒入門，光看到重訓器材就嚇到不敢開始，甚至覺得拿啞鈴、壺鈴等重物，根本是遙不可及的目標，其實，沒有想像中困難，因為即使沒有拿重量（器材），兩手空空也能進行訓練，而且效果不差喔。在初練重訓時，建議先從「徒手訓練」開始，在尚未打好肌力基礎的階段，貿然使用超出自己負荷的重量，很可能因為發力不正確或姿勢不正確而造成運動傷害。先透過徒手訓練、彈力帶或寶特瓶促進肌肉的使用程度，待動作都能做到位，再負重能減低運動傷害。

▼▼ 超居家訓練 TOP3 ！▼▼

小腹婆 OUT
反向捲腹 步驟連結 ▶ P.206
刺激下腹肌群，
雕塑腹部線條

副乳 OUT
站姿胸推 步驟連結 ▶ P.230
訓練胸大肌與肱三頭肌

虎背熊腰 OUT
反向飛鳥夾背 步驟連結 ▶ P.216
專注於中背與
肩後側肌群訓練

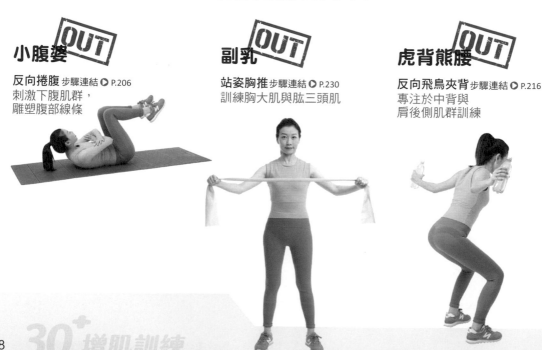

女孩更要增肌的 3 個理由

　　重量訓練的好處要一一列舉的話，可以列個好幾頁的清單都列不完，同樣身為女性，也同樣身為曾經不做重訓的女性，感同身受列出終極 3 點女孩更該做重訓的理由。先別管其他幾十幾百點是什麼了，光是這 3 個理由就值得各位姐妹開始「臣服肌肉」。不要只是慢跑、跳有氧、做瑜珈、騎腳踏車了，也別再妖魔化重量訓練，體驗過肌肉帶來的好處，就能知道為什麼總是有人說「情人可能會背叛你，但肌肉不會就是不會！」

■ 雕塑線條：瘦出人生新高度

　　瘦，是每位女性畢生都在追求與期許的功課。瘦得好看，更是終極目標。只是很多人在減肥，卻很少人在運動，以致瘦是瘦了，卻瘦得不好看、不到位與其瘦成弱不經風的紙片人，不如讓自己看起來結實、有線條。重量訓練是透過力量訓練來達到增強肌肉和燃燒脂肪的瘦身方式。與著重減脂效果的有氧運動相比，重訓能不斷刺激肌肉骨骼神經，使身體不斷的向上適應，讓肌肉線條明顯，更顯得性感、迷人，瘦出人生新高度。

■ 代謝變好：吃貨渴望的不復胖體質

肌肉是人體內最需要熱量的組織，擁有越高的肌肉比例，能消耗越多的攝入熱量（基礎代謝率越高），意味著每日能攝取的熱量額度比較多，相較於身形、年紀、體重、體態條件都差不多，肌肉多的人比起肌肉少的人可以吃進更多美食。以科學的角度而言，以重量訓量的方式來減重瘦身，是長久維持身材、不易復胖的最佳模式。

■ 越活越年輕：增肌效果媲美微整

外表老化最容易被看見，尤其是皮膚，若想要讓自己「看起來年輕」，一定要鍛鍊肌肉。脂肪沒有定型的能力，當肌肉隨著年齡而流失，不論是肚皮、臉皮或任何地方的皮膚，都敵不過歲月的痕跡，變得越來越鬆垮，這時如果有足夠的肌肉當「靠山」，就能支撐皮膚，維持緊緻，讓人看起來凍齡、逆齡，越活越年輕。

Q.5

別被體重所迷惑，
這些數據才是重點！

ANSWER

體重的數字不代表一切，
兼顧每一個數值才是健康起源！
BMI 值與脂肪率更是參考重點。
高骨骼肌率可以打造易瘦體質，
提高基礎代謝率消耗熱量更輕鬆，
體內水分在減肥過程扮演重要角色
身體年齡反映代謝率與肌肉量。

多功能體脂機能讀到身體組成成分與占比。接下來，要介紹幾乎每台多功能體脂機都會看見的數值，每一項數值都有其代表的含義，透過這些讓人更了解自己，甚至可以從中得知「仍需加強」或「必須調整」的部分，提高減肥的速率與成功率。當然，每台機器測量出的數值多少會有落差，因此建議固定期間與時間（如每天或每周三、五的早上 10 點）、使用固定機台測量，並將每一次測量數據紀錄下來，監測自己的身體變化。

■ 體重

體重是身體所有組織加起來的重量，也就是「整個人」的重量。其中包括脂肪、骨骼、器官、水分等，都會影響測量出來的數據。一個人是瘦的還是胖的，並無法光用體重去判斷，還需要參考其他數值。

■ 骨骼肌率

骨骼肌率是指肌肉和骨骼相加的重量，也就是所謂的「瘦體組織」，提高骨骼肌率，就能提升基礎代謝率，增加肌肉質量是打造易瘦體質最重要的事。在靜止狀態下，肌肉能消耗的熱量比脂肪多。肌肉占比越高，越能輕鬆的消耗熱量，這也是必須努力增加肌肉量的原因。骨骼機率的標準值，男性正常範圍為 32 至 34％，女性則為 28 至 30％。

■ BMI（身體質量指數）

身體質量指數（BMI，body mass index）是評估是否擁有「健康體重」最簡單的方式，維持健康體重的目的是促進健康與預防疾病。身體質量指數其計算公式為「體重（公斤）÷ 身高 ^{2}（公尺）」，計算出來的數值（kg/m^2）理想範圍為 18.5 到 24.9 間。若低於 18.5 為過輕，高於 24.9 為過重，超過 27 就算肥胖。

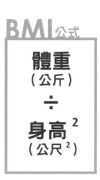

我的體重正常嗎？

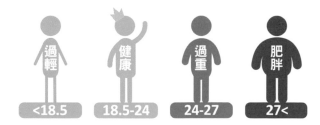

■ 體脂肪率

體脂肪率指體內脂肪所占比重。人體脂肪包含皮下脂肪及內臟脂肪，體重與體脂率相乘所得出的重量，是皮下脂肪及內臟脂肪的總和。就女性而言，建議將體脂肪率控制在 21 至 28％之間，超過 30％就被定義為肥胖。

▼▼ 我的體脂肪超標了嗎？▼▼

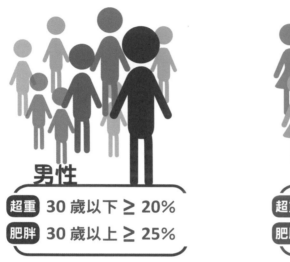

男性
| 超重 | 30 歲以下 ≥ 20% |
| 肥胖 | 30 歲以上 ≥ 25% |

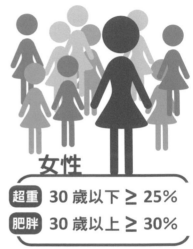

女性
| 超重 | 30 歲以下 ≥ 25% |
| 肥胖 | 30 歲以上 ≥ 30% |

■ 內臟脂肪

　　內臟脂肪指包覆在腹部器官旁的脂肪組織，目的是避免臟器因碰撞而受傷，所以數值太低也不好。內臟脂肪過多會造成慢性疾病的產生，如心血管疾病、糖尿病、高血壓等。內臟脂肪標準值男性為 4 至 6、女性為 2 至 4，數值超過 10 就會對健康造成影響，可能有脂肪肝問題，超過 15 為危險級，最好盡速就醫並積極減肥與控制飲食。

■ 基礎代謝率（BMR）

　　基礎代謝率指的是維持生命運作所需的最低熱量，肌肉量多寡是影響基礎代謝率高低的關鍵，身體肌肉比例高，基礎代謝率也會高。簡單來說，就是 24 小時躺在床上，什麼也不做、身體完全不會消耗熱量的情況，維持基本生理機能與器官運作所需要的熱量。　除了肌肉量外，影響基礎代謝率的因子還包括性別、年齡、身高、體重，計算公式如下：

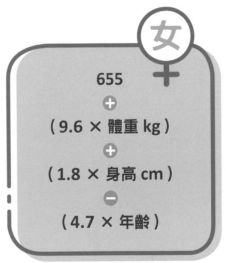

男

66
➕
（13.7 × 體重 kg）
➕
（5.0 × 身高 cm）
➖
（6.8 × 年齡）

女

655
➕
（9.6 × 體重 kg）
➕
（1.8 × 身高 cm）
➖
（4.7 × 年齡）

以 30 歲、體重 70 公斤、身高 170 公分的男性為例，其基礎代謝率為：
66 +（13.7 × 70kg）+（5.0 × 170cm）－（6.8 × 30）= 1671（大卡）

以 30 歲、體重 60 公斤、身高 160 公分的女性為例，其基礎代謝率為：
655 +（9.6 × 60kg）+（1.8 × 160cm）－（4.7 × 30）= 1378（大卡）

■ 身體年齡

　　身體年齡是指個人身體組成而推算的年齡數值，又稱為「生物年齡」，大部分都是以基礎代謝率為主要參考依據。在實際年齡相同的情況下，低體脂率、高肌肉量會使基礎代謝率提高，所推估的身體年齡（生物年齡）通常就越低。

■ 體水分率

　　體水分率是指身體的含水量。水分在體內扮演重要角色，包括調節體溫、促進代謝、運輸養分等，分解脂肪也需要水分參與。但水分不是越多越好，過多甚至造成水腫可能是腎臟功能出現警訊。身體內的水分包括血液、淋巴液、細胞外液與細胞內液，一般成人平均體水分率男性體重的 50 至 65％、女性約體重的 45 至 60％。

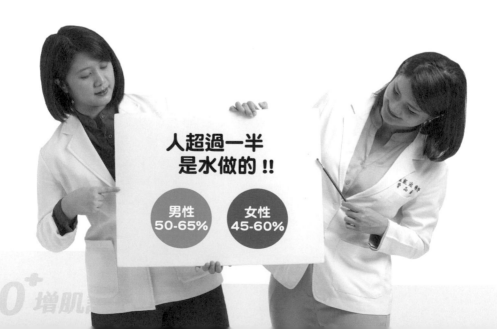

人超過一半
是水做的 !!

男性
50-65%

女性
45-60%

30⁺ 增肌

Q.6

明明一樣體重，
為什麼看起來比較腫？

ANSWER

減「重」不該被當成首要任務，

終極目標應該是減「肥」，

肥，指的就是你的「體脂肪」！

骨骼及器官幾乎不受人為因素影響，

能改變體重只剩下脂肪、肌肉、水分，。

相同重量的脂肪與肌肉，好比棉花與鐵，

體脂肪的 size 就是比肌肉大。

減了「什麼」才是重點！

　　影響體重的因素實在太多了，多喝一杯水、拉肚子、剛吃飽等，都會使體重出現波動。減重（減少體重）不該被當成首要任務，終極目標應該是減肥，肥，就是「體脂肪」。直到現在來是有很多人以為體重機上的數字減少，就代表減肥成功，這是錯誤的想法，因為根本不知道是「減了什麼」導致體重變輕，減去脂肪組織當然是最好的結果，但萬一減去的是肌肉組織，就真的因小失大了。不論是為了健康（或外表）而啟動減肥計畫，務必先正視自己的身體狀態，這個時候量測身體組成比例就很重要，不妨準備一台多功能體重計，定時監測體重以外的數據，掌握自己減肥的成果。

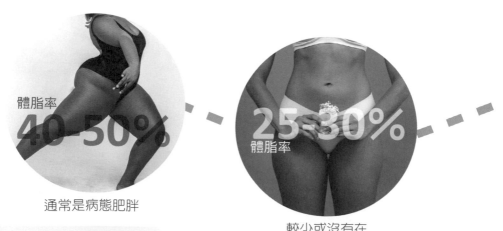

◀▼ 體重可以騙人，體脂騙不了人！▼▶

體脂率
40-50%

通常是病態肥胖

體脂率
25-30%

較少或沒有在
進行肌力訓練

不同肌肉率與體脂率，體態差很大！

身體的 3 大組成為脂肪、瘦體組織（骨骼、肌肉、器官）、水分，這 3 大組成的占比，決定了體重的多寡。由於瘦體組織中的骨骼及器官等重量幾乎不會受人為因素而改變，影響體重數值的就只剩下脂肪、肌肉、水分，減去其中任何一種，都會讓體重變輕。體重相同的人會因為身高骨架呈現不同的觀感（高的人看起來會瘦一些）。但明明身高體重都一樣，為什麼體態看起來仍然差很大呢？相同重量的脂肪與肌肉，好比棉花跟鐵，前者體積比後者大出許多，體脂低、肌肉多看起來就比較瘦，反之則比較腫。與其斤斤計較體重，不如想辦法調整自己的身體組成吧。

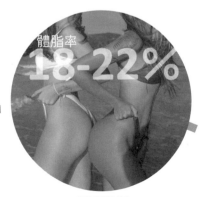

體脂率
18-22%

長期進行
一般肌力訓練

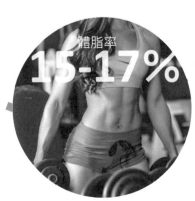

體脂率
15-17%

長期進行有規劃的
肌力訓練

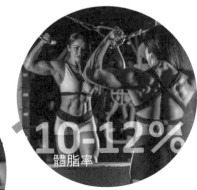

10-12%
體脂率

以健美為目標，
刻意進行肌力訓練

Q.7

越拚命越快瘦？
增肌必勝 3 關鍵

ANSWER

當覺得訓練的重量得心應手，
就是要增加強度的時候了，
想增肌必須讓自己「有點吃力」。
為了徹底修復，休息是必要的，
破壞後的重建讓肌肉更強健。
足夠熱量與營養是增肌關鍵，
當然不是光吃空熱量食物就可以！

訓練 永遠維持有點吃力的重量

　　肌肉有很強的適應能力，當肌肉量與肌力已經足以應付訓練強度時，肌肉就會開始「省力」。這也是為什麼持續進行同樣強度的訓練一段時間後，會覺得沒有初期那麼累那麼痠了，看起來是進步了，卻同時停滯了。如果保持相同的強度，肌肉量就只會維持現有狀態，因為肌肉很聰明，知道目前的訓練不需要更多肌肉來應付。所以必須一直讓自己承受「有點吃力」的強度或重量，當覺得這個重量得心應手時，就代表必須再增加重量了。

 休息 破壞後重建是增肌必經路

　　休息，是為了走更長的路。有些人以為訓練量要夠才能增加肌肉，就每天都上健身房，沒日沒夜的練，把自己操得半死，結果練得死去活來的結果，肌肉量卻一點動靜都沒有，反而因為太勞累連帶使免疫力下降，真的是無語問蒼天啊。這是因為適當的休息，也是訓練過程很重要的一環。肌肉在訓練時會造成撕裂，休息是為了徹底修復，透過這種破壞後重建的過程會增加肌力，一次又一次累積，肌肉就會比前一次運動還強健。

營養 **足夠熱量與均衡營養素**

　　生成肌肉是需要很多熱量供應的，也就是說，在節食的狀況下想要增肌，幾乎是不可能的，不提供身體原物料又怎能希望有產量呢？攝取足夠的熱量是增肌最重要的關鍵，當然不是光吃空熱量（empty calorie）食物就可以，還得顧及營養素有沒有均衡。至於怎麼聰明攝取才不會通通變成脂肪，掌握基本的原則很重要，把握運動後黃金30分鐘，攝取適量取適當的碳水化合物（醣類）、蛋白質，可以使肌肉合成更高，有助於組織修復與增加新陳代謝。除了找專業營養師協助，提供客製化菜單外，也能根據美國運動醫學會給予的建議，以3至4份碳水化合物搭配1份蛋白質為原則。

◢▼ 運動後的營養補給這樣選 ▼◣

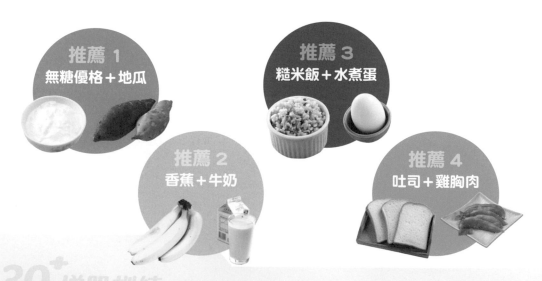

推薦 1
無糖優格＋地瓜

推薦 2
香蕉＋牛奶

推薦 3
糙米飯＋水煮蛋

推薦 4
吐司＋雞胸肉

Q.8

越痠越痛越有用？
痠與效果無關

ANSWER

不是運動後有痠痛才有效果，
表定有效運動指每周 3 至 5 天、
20 至 60 分鐘的中強度以上運動。
痠痛是肌纖維撕裂後的發炎反應，
經過自然修復、疼痛減輕了，
同時代表新生的肌纖維產生，
能為下次超重負荷的強度做足準備。

什麼算是「有效果」的運動？

根據美國運動醫學會（ACSM）定義，有效的運動指每周達 3 至 5 天，主要運動（不包含暖身、緩和）時間 20 至 60 分鐘，強度為中等強度以上。運動強度會因為個人體能有所不同，也會受外在因素影響（氣溫、睡眠、飲食等），例如有人覺得慢跑很輕鬆，有人卻累到快往生。以〈自覺強度量表〉可進行初步評估，此量表是透過主觀運動感覺、對應運動心率來判斷當下進行的運動強度。心率可使用智慧穿戴裝置來監測，或測量脈搏 10 秒再乘以 6 來推估。不論進行哪一種運動，只要 RPE 大於 12 就算是中等強度運動了。

 ## 多痠多痛和運動類型有關

運動分為有氧運動（耐力型運動）及無氧運動（負重型運動）。有氧運動的強弱取決於個人的心肺功能，即使有氧運動時間很長，也幾乎不會經歷肌肉負荷、撕裂再重建的過程，故不容易產生肌肉痠痛。無氧運動主要以訓練肌力及肌耐力為主，主角就是肌肉本身，每一個動作都是為了讓肌肉產生負荷、撕裂再重建的過程，因此不僅容易在

30⁺增肌訓練

運動後產生痠痛感，也常在運動過程視痠痛為指標，以此評估肌肉之負荷是否已達極限。

◀▽ 自覺強度量表 ▽▶

RPE	主觀運動感覺	對應參考心率
6	靜止、不費力 No exertion	靜止心率
7	極輕鬆	70
8		
9	很輕鬆	90
10	輕鬆 Light	
11		110
12	有點吃力 Somewhat hard	
13		130
14		
15	吃力 Hard	150
16	非常吃力 Veay hard	
17		170
18		
19	極其吃力	195
20	精疲力竭 Maximal exertion	最大心率

※ 資料來源：Gunnar Borg, 1998

肌肉痠痛的真正原因

當使力程度超出既有能力負荷，又勉強自己「撐」一下、突破極限時，就會產生痠痛感。肌肉像是 1 條由許多棉線綑綁而成的繩子，每條棉線都代表著肌纖維，假設最多能吊起 5 公斤重物的繩子，嘗試吊起 7 公斤重物時，部分棉線很可能因為不堪負荷而斷裂，甚至因此讓負重力變小，連本來輕鬆駕馭的 5 公斤也顯得吃力。部分肌纖維撕裂會造成肌肉些微傷害，要是產生發炎反應就會引發痠痛感，但經過一段時間的自然修復，疼痛感就會慢慢減輕。身體機制不只會修復撕裂，也會新生的肌纖維，目的就是為了為下一次超重負荷做準備。

▼ 肌肉就是這樣長大的 ▼

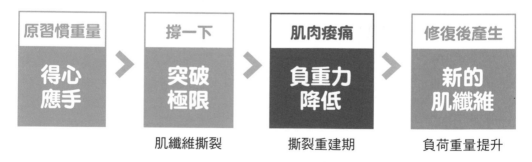

30⁺增肌訓練

Q.9

大姨媽來訪（生理期），能動還是不能動？

ANSWER

超過 6 成女性會因為大姨媽而不舒服，
若生理症狀不致影響生活與行動，
不妨在體力許可範圍內加減動一動吧，
心理不爽與生理不適都能一起改善！
初階者以緩和、低強度運動為主，
中階者維持習慣，不需特地調整，
進階者留意身體變化，千萬別逞強。

經前症候群與經期不適，運動可以治！

　　根據統計，國內有超過 6 成的女性，會因為「大姨媽」來訪而產生生心理不適，生理症狀像是腹脹、腰痠、下腹部疼痛、頭痛等，心理症狀像是焦慮、憂鬱、情緒不穩、疲倦感、暴躁等。紅色警戒到底能不能運動，首先得先檢視不適感是否影響日常生活，已經痛到無法下床、無法專注，建議先休再說，若不影響生活，不妨在體力可以負荷的情況下加減動一動，運動不僅無害，還有助於改善情緒喔。

 ## 紅色警戒期間，我該怎麼運動？

　　即使生理症狀不明顯，生理期期間的體力仍會比平常稍微差一點，建議運動強度要比平常低一點，盡量以緩和運動為主，如果堅持與平常執行一樣強度的運動，恐怕會因為做不好而產生心理負擔，反而適得其反。記住，生理期要以維持運動習慣為目標，運動表現就其次了。千萬不能為了延續運動習慣而不顧身體狀況逞強執行。

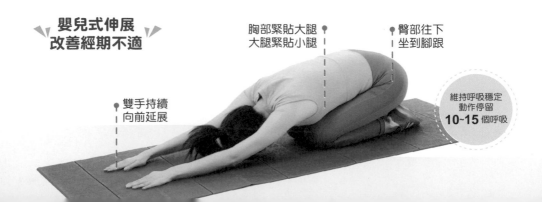

嬰兒式伸展 改善經期不適

胸部緊貼大腿 大腿緊貼小腿

臀部往下 坐到腳跟

雙手持續 向前延展

維持呼吸穩定 動作停留 **10~15** 個呼吸

■ 初階者或不適感強烈者

　　以較緩和、低強度的運動為主，如慢跑、快走、瑜珈等。若平常就有這些運動的習慣，可以降低強度，如平常慢跑都跑 3 公里，生理期可以減為 1.5 至 2 公里或改由快走方式完成 3 公里。或平常就有在快走，生理期間就縮短距離或走慢一點。瑜珈或伸展運動非常適合在生理期間做，有助於緩解腹痛、腹脹的不適感。

■ 中階者或只有些微不適者

　　維持平常運動習慣，不需特地進行調整，但還是需要依照自己的身體狀況，並在運動過程中隨時評估，千萬不要過度逞強。除此之外，在家可以做簡單的肌力訓練，像是書裡的核心運動就很適合，姿勢維持的秒數及次數依照個人實際狀況做調整，量力而為是主要原則。

■ 進階者或毫無不適者

　　進階者通常都有維持運動習慣，也有自己的運動規劃，在生理期往往沒有特別的禁忌，但這類型的人運動強度通常比較強，加上生理期屬於身體進步穩定的時期，就算有長時間運動習慣的人，還是要好好觀察自己的身體變化，依照當下的狀況來決定運動的強度及類型，或判斷是否要安排的必要。

Q.10
睡前運動更好睡？
小心 High 到睡不著！

ANSWER

睡前 1 小時不宜激烈運動，
否則大腦亢奮，反而更難入睡。
運動有持之以恆比看時辰更重要，
依個人作息安排就是最好時機。
白天運動能活化大腦，提振精神，
專注力及記憶力一起升級。
晚上運動有助一天下來的神經緊繃，
釋放累積壓力有助提升瘦身成果

睡前 1 小時別做激烈運動

　　許多人認為運動可以幫助睡眠，以為越累睡得越好，有助於改善睡眠品質，但並非絕對，選擇適當的運動時間，才能有效增進睡眠品質，不然身體累歸累，睡不著還是睡不著。一般來說，睡前 1 小時或超過晚上 10 點後不宜從事激烈運動，因激烈運動容易使交感神經興奮、心跳加快、肌肉緊繃、新陳代謝加快，這些生理反應會造成大腦亢奮，入睡變得更困難。睡前建議從事些放鬆的運動，如瑜伽、伸展等，目的是讓身體肌肉放鬆、心情回復平靜，才能睡得更好。

慢性病族群要小心運動後低血壓

　　慢性疾病（如高血壓、糖尿病等）族群更需要特別注意。規律運動能使慢性病病人得到良好控制，但在運動時間與生理特性仍有許多細節需要留意，尤其高血壓的病人。運動時，心跳與循環都會加速，血管呈現擴張狀態，當運動結束，心跳與循環慢下來，血管仍處於擴張狀態就會造成「運動後降低血壓」，正常人約持續 30 到 60 分鐘就會恢復，慢性疾病程度嚴重或才剛開始培養運動習慣的族群，運動後

低血壓期間可能長達 12 個小時，通常取決於個人生理狀況、疾病、年紀及運動習慣，血壓低下容易感到頭暈目眩，若忽略低血壓狀況直接就寢，很容易發生危險。

運動有最佳時機點嗎？

其實，除了運動員或某些特殊族群需要特別挑選運動的時間點外，一般的健康民眾只要依照自己的生活作息來安排，就是最適合自己的最好運動時機了。維持固定的頻率及適當的強度，持之以恆運動比看時辰更重要。

■ 白天

即使沒有在早上運動的經驗，也有在早上上體育課的時候吧。是不是覺得運動後，整個人生龍活虎，還會變得有點多話，甚至在後面的課堂上專注力提升，或主管交代的工作三兩下就搞定。這絕對不是因為突然開竅，主要原因是運動能活化大腦，提升一整天的精神狀態，專注力及記憶力一起升級，使頭腦思緒更清晰。一個人處在精力充沛的狀態，不容易打瞌睡及分心，有助於一整天的辦事效率。

■ 傍晚／晚上

　　對一般上班族來說，下班時間剛好處於這個時段，才有空閒安排運動。剛結束一整天緊湊、忙碌且神經緊繃的行程後，必須釋放累積的壓力。根據研究顯示，壓力過大容易造成肥胖，也會影響瘦身成果，適時適度的紓壓是很重要的，運動有助於減輕壓力，除此之外，還能提升夜間睡眠的品質，改善淺眠或難以入睡的睡眠問題。

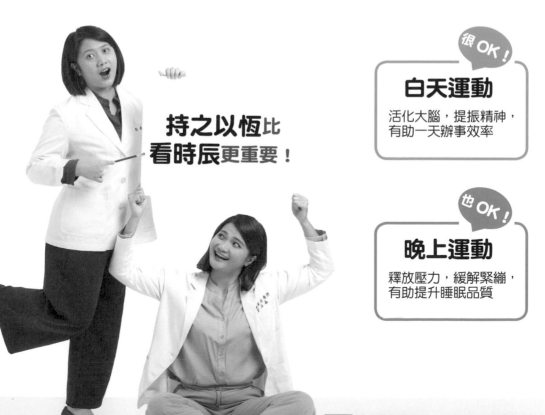

持之以恆比
看時辰更重要！

很OK！
白天運動
活化大腦，提振精神，
有助一天辦事效率

也OK！
晚上運動
釋放壓力，緩解緊繃，
有助提升睡眠品質

Q.11
幾歲運動都不嫌晚？
有堅持就有好處！

ANSWER

運動投資的不是時間，是健康，

不必刻意騰出時間，改變習慣就能開始。

幼童時期四肢發達，通常頭腦也不差。

就學階段運動促進腦內激素分泌，

提升專注力、記憶力，學習成效 UPUP。

老後讓你虛長年紀，讓時間慢下來，

延緩或避免肌少症及骨質疏鬆發生。

幼童時期：四肢發達，通常頭腦也靈活

幼童最重要的活動就是玩，周圍環境、人、事、物都是很新鮮很刺激的玩具，當他們有動機去跟這些人事物接觸與互動，就能從中學習、成長，這同時也在刺激大腦。幼童通常依循翻身、坐、爬、站、走等順序發展，也可能 2 個項目重疊一起，運動的設計除了提供練習的機會，也能在探索中發展認知功能，像是擊球、接球等動作可以訓練注意力、反應力，透過競賽則能培養問題解決力、團隊合作等。臨床很多發展遲緩的孩子並非天生的問題，而是缺乏機會去練習去熟悉，所以在尋求專業協助的同時，試著帶孩子到公園或遊樂場玩、增加環境刺激，或許會有意想不到的進展。

就學階段：提升學習動機、舒緩升學壓力

在學習階段很多人會把讀書放第一，覺得天塌下來還是讀書最重要，為了升學考試都這麼累了，幹嘛還要特地運動來虐待自己，如果一直這樣想，可要會錯過提升讀書效率的大絕招。運動可以促進腦內激素分泌，調節神經系統，有助提升專注力，專注力與記憶力、學習

成效息息相關。學生背負著無形的壓力，不只是升學與考試的壓力，還有父母師長的期待及自我對目標的理想，適度運動有助緩解緊張情緒，提升正面思考力及抗壓性。此外，還能改善睡眠品質。想讓成績衝上新高點，不仿把運動加入讀書計畫中吧。

輕熟齡世代：你投資的不是時間，是健康！

別以為沒有騰出 1、2 個小時，沒有去健身房就很難好好運動，這些都是錯誤觀念。運動向來是跟自己比，目標是比昨天進步。有時，改變習慣就能提升運動量，例如平常坐車上班，今天走路上班、平常坐電梯，今天走樓梯、平常騎機車，今天騎腳踏車，這些都不必特意挪出空閒。常有 30、40 歲輕熟齡世代抱怨代謝變差，瘦不下來，乾脆不動，反正都沒用（瘦）。換個角度想，搞不好是消耗了熱量，才能維持現狀、沒變胖，要是沒運動可能就胖了。想離目標近一點，除了增加強度，還得檢視運動方式適不適當。記住「有總比沒有好，好還要更好！」每一次運動都是在儲存健康的本錢，積少成多，時間一久，效果更明顯。

老後：虛長年紀，看不出真實年齡

　　有沒有發現那些有規律運動的人，看起來總是比較年輕，實際年齡說出來，往往讓人大吃一驚。年紀增長無可避免，但運動是讓時間慢下來的方式。腰痠背痛、閃到腰、骨質疏鬆（骨折）是「有年紀」後常有的問題，不少人有著「運動會使症狀加劇」的迷思。其實，造成這些症狀的最大原因就是缺乏運動，而且常是肌少症及骨質疏鬆導致，不過別擔心，就算已經有症狀，仍可透過運動來改善與緩解。藉由運動可以增加肌肉量，強化身體支撐力，重量訓練則讓身體為了因應負重而促進骨質增生，且已有研究證實，適當負重訓練真的可以改善骨質疏鬆，骨頭變強變硬，骨折風險就降低了。

◀▼ 各世代的運動好處 ▼▶

10多歲	20多歲	30-40多歲	50多歲後
透過環境刺激，開發大腦潛力、發展認知功能	提升學習動機，舒緩生活壓力，緩解緊繃情緒	促進新陳代謝，維持生理機能，儲存健康本錢	避免疾病纏身、疼痛上門，減緩身體機能的退化

Q.12
增肌怎麼增？
減脂怎麼減？

ANSWER

依個人需求來決定哪個目標放前面：
體重過重、改善慢性病，減脂優先，
雕塑線條增肌第一，無氧運動最適合，
脂肪不是體重有減輕，就會不見，
製造熱量赤字，有氧或有氧都有減脂效果。
肌肉就像智慧，有用到才會慢慢生成，
用念力讓肌肉變大只會出現在漫畫裡！

減脂怎麼減？

　　減脂，就是減掉身上多餘的脂肪。脂肪不是體重有減輕就會不見。減脂成功的關鍵在於製造「熱量赤字」，就是每天吃進肚子的熱量要小於消耗的，只要達到熱量赤字，無氧運動或有氧運動都能達到減脂效果。人體生理機制消耗能量時，會優先使用肝醣（碳水化合物消化吸收後的產物），接著是蛋白質與脂肪，當體內蛋白質不足，就可能改為使用肌肉，所以才一再強調蛋白質要吃足夠、碳水化合物要吃適量（攝取過多反而會以脂肪形式儲存）。當累積到一定的消耗量，身形就會慢慢改變。不過，運動消耗掉的重量可能是脂肪也可能是肌肉，所以要同步進行增肌鍛鍊。

 ## 增肌怎麼增？

　　肌肉不會平白無故長出來，用念力讓肌肉變大只會出現在漫畫裡。肌肉就像智慧，所謂「不經一事，不長一智。」有用到就會慢慢生成。肌肉很聰明，會想辦法用最省事的方式來應付已經習慣的運動或重量，唯有讓身體發覺超出負荷，才會長出更多。提升強度可以透過增加訓

練組數、時間、重量或改變訓練類型等。重訓結束後有痠痛感，通常代表訓練達中高強度，肌纖維有些微撕裂，這時身體就知道「肌肉不夠用了！」得派更多士兵或把士兵訓練的更強才行，生理機制修復肌肉的同時會增生肌肉以預防下次遇到相同狀況。增加肌肉是一個長期抗戰，不斷地破壞再重建，讓人變得更強，每一次的破壞都需要更高的強度才能達到撕裂的程度。

我需要「增肌」還是「減脂」？

先確認運動的目的，才能知道自己需要的是什麼。健康的人想要維持健康，那就是有氧運動及無氧運動各半，並適時適量增加強度與訓練變化性。想要改善慢性疾病最好依據病況做規劃，以盛行率最高的三高（高血壓、高血脂、高膽固醇）為例，這類病人有很高的機率體重過重、缺乏運動，建議從輕中度的有氧運動開始，減脂是首要目標，時間不用多（每周 3 天就很夠），願意開始並養成習慣才是重點，待體重降下來、關節負擔降低後，再加入增肌訓練，就能更穩定的降低體脂肪。至於想雕塑身材的人，要把重心放在無氧運動，因為線條都由肌肉打造出來的。

Q.13

聽說停止重訓，
肌肉就會變肥肉？

ANSWER

這個說法可真的是誤會大了！

肌肉消失就是消失，不是變成脂肪，

脂肪減少就是減少，不會形成肌肉。

肌肉與肥肉無法互相轉換，

停止訓練之後肉變的軟軟的，

是因為你摸到的都是脂肪（肥肉），

但這些肥肉都不是肌肉變的啊！

增肌減脂的訓練方式很不一樣

　　雖然增肌、減脂常連在一起說，但實務上要同時進行是行不通的，因為訓練方式不一樣，只能擇一進行。在正常情況下，一般會建議初期先進行增肌，因為把肌肉量練起來後，身體基礎代謝率會變高，此時，想要製造熱量赤字相對容易，進行減脂也會比較有效率。接下來，就能兩個目標交替進行，讓身體一直處於適應新動作新訓練的狀態。

 ## 有氧 vs. 無氧，誰先誰後？

　　有氧運動及無氧運動的執行先後，近幾年有很多爭議，很多人都想知道到底那一個先做，效果會比較好。首先，必須先釐清出個人目的性，如果想增加肌肉，無疑要以阻力訓練（無氧運動）為重，但進行訓練前可以用有氧運動來達到暖身，身體熱起來能預防運動傷害，也訓練到心肺耐力。但是那種連爬樓梯都覺得喘、想提升自己體能的人，就要以有氧運動為主，無氧運動為輔，這時無氧運動扮演的角色是維持肌肉量。不過，對初學者或沒有運動習慣的一般民眾來說，先後順序並不重要，重要的是維持至少 3 個月的運動習慣。

擔心肌肉會變肥肉，重訓通通不敢做？

　　肌肉和脂肪是完全不同的物質，更不可能互相轉換，就像油不會溶於水、水不會變成油一樣，所以「太久沒動，肌肉會變成肥肉」這個說法，根本大錯特錯。很多人會想問「那為什麼不運動後，肉就會變軟呢？」其實，最主要原因是肌肉量下降。肌肉是很任性的傢伙，有訓練時期為了舉更高的重量，身體會合成更多肌肉量來達成需求，因為肌肉量增加，摸起來就會很硬很結實。停止訓練後，沒有舉重量需求，肌肉就會開始搞失蹤，當肌肉量下降，摸到的都是軟軟的肥肉。

Q.14

運動結束之後，就該大吃犒賞自己？

ANSWER

運動以後爆吃或不吃都會讓健康 GG！
沒進食可能會導致疲勞與低血糖，
吃過量則是讓人越動越肥的主要原因。
訓練結束，肌肉攝取養分的能力比脂肪好，
吃東西是要恢復元氣，不是滿足口腹之欲，
高強度訓練前要吃體積小、好消化的東西，
有助過程中血糖穩定、維持體力，又沒負擔！

撐過去才會瘦 vs. 吃多也不怕胖

總覺得都這麼賣命了，不吃好一點對不起自己。有些人累到想爆吃一頓，以致沒瘦成反而更胖。有些人則相反，想著都這麼辛苦運動了，多吃一餐不就等於多增加負擔，即使餓到頭昏眼花，還是以為撐過去就會瘦。爆吃或不吃都是不正確的，運動會消耗掉身體許多能量，沒進食可能導致疲勞與低血糖，吃過量則是越動越肥的主因。

 ## 運動前這樣吃，身體零負擔

運動前的進食取決於「運動強度」。若是簡單、輕度的運動，例如快走 20 分鐘、深蹲 10 下、舉舉啞鈴等，可以不吃東西就進行，因為輕度運動消耗的熱量不多，正常三餐就足夠應付了。高強度運動前多少要吃點東西，避免運動到一半就無力、疲勞。建議運動前 1 小時，適量補充碳水化合物，並挑選體積小、容易消化的食物，例如香蕉、芭樂、地瓜、燕麥、小饅頭等，有助血糖穩定、維持體力。這是因為高強度運動可能使心跳率到達 130 至 150 下，身體要有足夠能量來補充消耗的肝醣，減少運動中的疲勞感與不適感。

挑對食物，吃了不會變白吃

　　訓練之後，肌肉中的肝醣減少，攝取養分能力會比脂肪好，這時，吃東西的主要目的是讓肌肉獲得能量，不是要囤積脂肪。運動後，進食最正確的方法是「挑東西吃」，而且要挑對的東西，這樣才能確實補充身體所需要的營養素，又不會造成負擔。在肌力訓練後，補充蛋白質與碳水化合物都是很重要的，這是讓肌肉獲得滋養的東西，建議可以挑選無糖或低糖豆漿、牛奶、雞蛋（水煮蛋或蒸蛋）來補充蛋白質，原味吐司、地瓜（蒸、烤或煮）或低於 300 卡的御飯糰等，則是碳水化合物不錯的選擇。

◥▼ 運動後的營養補給 ▼◤

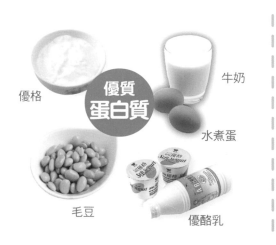

優格　優質蛋白質　牛奶　水煮蛋　毛豆　優酪乳

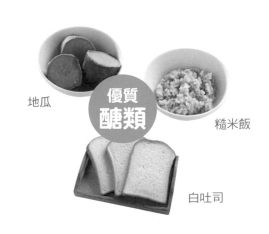

地瓜　優質醣類　糙米飯　白吐司

Q.15
很瘦、靠勞力工作，所以不需要運動？

ANSWER

過胖是健康公敵，過瘦則是隱形殺手！

別以為「看起來」瘦就是健康保證，

體脂飆高的泡芙人，情況可能更有危機。

勞動指的是執行日常生活或工作需求的活動，

是在「消耗體能」「消耗健康」，越做越累。

運動能優化一個人的生心理狀態，

達到「儲存體能」「提升健康」的終極目標。

什麼是泡芙人？泡芙人可以吃嗎？

很多身材苗條或消瘦的帥哥美女，是沒有任何運動習慣的，弱不禁風又吃不胖的體質，實在讓人又羨慕又忌妒，但他們可能就是傳說中的「泡芙人」。泡芙人專指身材纖細、體重很輕，肌肉量嚴重不足，體脂肪卻高到嚇人的人（至少 27％ 以上，超過 30％ 的大有人在）。明明數據顯示全身都是「油（脂肪）」，為什麼看不出來？因為皮膚下有肌肉層及脂肪層，由外而內依序是皮膚→脂肪→肌肉，有運動的人，用肌肉撐起體態，沒運動的人，全靠肥肉撐著，即使 SIZE 差不多，健康可以差很多。所以別以為「看起來」瘦就是健康保證，數據才是不會騙人的。

過胖是健康公敵，過瘦是隱形殺手

針對體脂過高，超出正常值，影響健康甚至產生病症的人，減少體脂肪是需要且必要，但請不要對脂肪避之唯恐不及，脂肪並非十惡不赦的大壞蛋，關鍵時刻脂肪是人體不可或缺的保命符，當然，前提是不能過多。內臟脂肪保護著脆弱的器官，就像安全氣囊有著緩衝的

30⁺ 增肌訓練

功能，防止外在碰撞時器官碎裂。在寒冷的環境下，儲存於皮下的脂肪則能供應熱量，讓生理功能維持最低運作，哺乳類動物冬眠期間，即使沒有進食也能存活，也是有賴於皮下脂肪供給能量。雖然人類沒有冬眠的需求，但仍需維持適量脂肪，除了供給能量外，也能避免內分泌失調、睡眠品質不佳、掉髮，甚至罹患心血管疾病的風險。

別再勞動、運動，傻傻分不清楚了！

常常有人認為自己不需要運動，因為平常做那麼多家事，或外勤外務工作早就消耗體力，光這樣就體能耗盡、累個半死，以為算是有在運動了。其實，這是錯誤的觀念。勞動及運動是不同的，當然不能有勞動就不運動。勞動指的是執行日常生活或工作需求的活動，像是洗衣、拖地、遛狗，或挑磚、搬重物等，都是從事「消耗體能」「消耗健康」的事情，越做越累。運動有很多方式，慢跑、有氧運動、重量訓練等，其目的在於「儲存體能」「提升健康」，這是因為運動能優化生理機能。雖然勞動和運動一樣，有消耗熱量的效果，若達到熱量赤字也能變瘦，但最多只能維持日常所需要的能力而已，並不會讓體力變好。

Q.16
冰敷 vs 熱敷
敷的時機很重要

ANSWER

敷的時機不對，敷了等於白敷。

冰敷目的在使患處表層冷卻，

讓血管收縮、減輕紅腫與發炎，

急性傷害後 24 小時內進行最好。

熱敷是要使表層血管放鬆（擴張），

提升患部組織循環與自癒修復能力，

適用於紅腫熱痛已經消退的慢性期。

30⁺ 增肌訓練

什麼時間點需要「冰敷」？

　　冰敷的目的在於降低溫度，使患處表層冷卻，讓血管收縮、代謝與血流量趨緩，進一步減輕疼痛、紅腫與發炎的嚴重度，經常運用於關節韌帶與肌肉肌腱的「急性傷害」，例如急性扭傷（走路拐到腳、打球扭傷的當下）、拉傷（提重物或重訓後手部感覺不適）等。除此之外，過去認為急性期 48 小時內先冰敷的觀念要調整，扭拉傷在 6 小時內冰敷即可，以免影響傷口修復機制，每次冰敷時間約 15 至 20 分鐘、休息 5 至 10 分鐘。若 6 至 24 小時內疼痛腫脹依舊，仍可適度冰敷緩解。

什麼時間點需要「熱敷」？

　　熱敷的目的在於提高溫度，當皮膚表層溫度變高，會使血管放鬆（擴張），血流量變快、代謝加速，透過促進局部循環，來降低疼痛程度，同步促使患部組織循環與自癒修復能力。大部分熱敷會用於急性期過後、患部紅腫熱痛已消退的亞急性期與慢性期，例如肩頸痠痛、腰痠背痛、關節炎等，另外運動後的肌肉疲勞、痙攣或延遲性痠痛，或姿勢不良、維持同一個姿勢過久而造成的痠疼，也會建議以熱敷來紓解。每次熱敷時間約 15 至 20 分鐘。

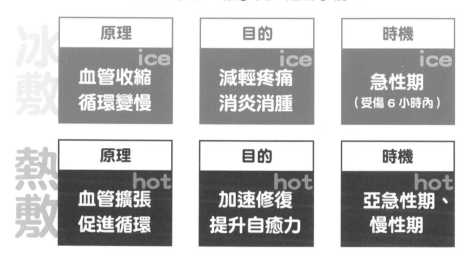

那些關於『敷』要知道的事情

原理 ice	目的 ice	時機 ice
血管收縮 循環變慢	減輕疼痛 消炎消腫	急性期 （受傷 6 小時內）

原理 hot	目的 hot	時機 hot
血管擴張 促進循環	加速修復 提升自癒力	亞急性期、 慢性期

 ## 不論冰或熱，都要留意的事

■ 溫度適中、不要直接接觸皮膚

在敷袋或各種冰熱敷用品的外層有包裹塑膠袋、毛巾、布料，且未與皮膚直接接觸的前提下，熱敷的溫度以不超過 50℃為原則，冰敷則以 0℃以上為宜。若以患部直接泡冷水做冰敷，水溫要控制在 5 至 13℃，熱敷直接泡水或敷熱毛巾的話，以略高於體溫的溫度最適合，約控制 40℃左右最佳。

■ 特定人士更要留意時間

無論是冰敷或熱敷都不是敷越久，效果越好，一般會建議時間不要超過 20 分鐘，若想要加強，每日以不連續敷 1 至 3 次為原則。尤其感覺神經遲鈍的人（如糖尿病患者、老年人）、血液循環較差的人或皮膚敏感的人（例如容易過敏、泛紅、起疹子），更要格外謹慎，避免造成不必要的凍傷或燙傷。

■ 肉多肉少也影響敷多久

冰敷與熱敷要評估患部脂肪的多寡來斟酌調整，簡單來說，就是肉多的部位可以稍微敷久一點（如大腿、臀部等），肉少的部位敷的時間就不要拉太長（如手腕、腳踝、膝蓋等）。另外，比較脆弱的皮膚位置也不要敷太久，像是脖子、臉、腳背等處皮膚薄，更要留意。

Part 3

成為**運動新手**
只需要 1%準備

運動不需要做足準備才開始，
因為永遠不會有準備好的一天！
運動新手的 1%準備有：
了解最適合自己的運動模式、
練習堅持到底的 5 大心法、
學會訂立訓練目標的 3 個步驟。

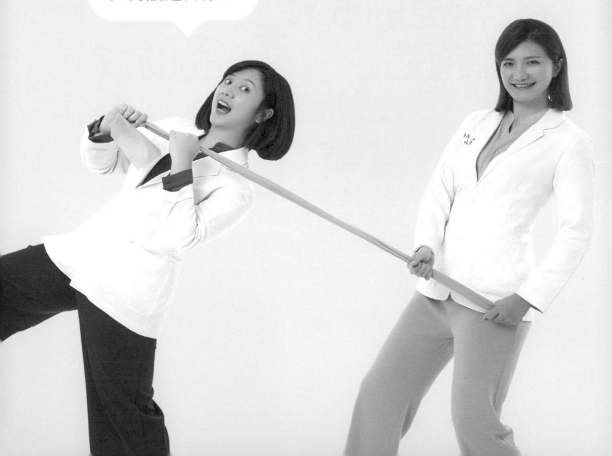

準備 1

設 定 運 動 目 標

常見的 5 種運動模式
哪種適合現階段的你？

不同種類的運動可以達成不同的目的，

來了解每位新手都適合的運動吧！

有氧運動：強化心肺功能、改善循環。

無氧運動：想增肌、想燃脂都很推薦。

交叉訓練：有氧搭無氧，練出新強度。

阻力訓練：UP 你的肌力與骨質密度。

高強度間歇訓練：後燃效應持續 48 小時。

模式 1 有氧運動：強化心肺、改善循環

■ 足夠氧氣，讓身體開始呼吸

　　規律的有氧運動有助強化心肺適能、改善循環與代謝，還能緩解憂鬱、提升睡眠品質。有氧運動通常是節奏快、有節律、全身性的運動，讓身體攝入足夠氧氣參與代謝作用，消耗體內的脂肪、醣類或蛋白質，同步對心肺適能進行刺激。有氧運動不只心跳會加快，達到最大心跳率（220 扣掉年齡），也讓呼吸有規律地加速。

■ 不求強度高，只求做好做滿 45 分鐘

　　長時間進行的有氧運動，即使強度低，效果也不會差，持續 15 分鐘是最低要求，最好能達到 45 分鐘。因為有氧運動前 15 分鐘主要消耗的能源是葡萄糖，之後才會轉向消耗「脂肪」，燃脂效應會隨時間逐漸增加。當然，過程中可以做短暫休息，但不宜過久，一般以 1 至 3 分鐘較佳。

◀▼ 有氧這樣做，燃脂效果不會弱！▼▶

強度適中	時間要夠	休息要短
稍微吃力感	**45 分鐘 UP**	**3 分鐘內**
自覺量表 12 以上	脂肪才能被消耗	維持心肺高度運作

■ 達到「有點吃力」是最佳運動狀態

每一次完成的有氧運動後，建議檢視一下運動狀態，並視身體狀況進行強度或時間的增減，最好能達到「有點吃力」的程度（自覺強度 12 至 14）。若感覺「輕鬆」就增加強度、延長時間或減少休息次數，若感覺「非常吃力」「精疲力盡」則反之。這裡提供一個容易評估的方式，稱為「說話測試」，在喘且心跳加速下，能完整說完一個句子，屬於中等強度，沒辦法完整說一個句子，則屬於高強度。

入門指南

常見項目

慢跑（跑步機）、快走、騎腳踏車、爬山、拳擊有氧、Zumba、上下階梯、有氧舞蹈、游泳、騎飛輪、開合跳

適合族群

- 屬於低強度、長時間的運動，適合一般大眾，尤其剛開始嘗試運動的人。

- 另外，慢性病族群、懷孕、有心血管問題等特殊生理狀況，建議先請專業醫師評估後再進行運動。

- 骨質疏鬆、退化性關節炎、肌少症等，則要避免從跑跳類入門，降低跌倒風險。

建議頻率

每周 3 至 5 天（5 天為佳）。每次運動前暖身 10 分鐘，再進行有氧運動 45 至 60 分鐘，最後收操約 10 分鐘。

貼心提醒

- **什麼時候中場休息？**
  身體自覺「有點累」或「比較累」、呼吸不順暢（喘到上氣不接下氣）、已達設定的運動時數時，建議稍作休息，調適生理狀況後再開始。

- **什麼症狀立刻停止？**
  發生頭暈目眩、耳鳴、頭痛、噁心嘔吐、肌肉無力感、呼吸困難、胸悶等不適時，應立即結束運動。若情況嚴重或充分休息後仍未改善，最好就醫觀察。

什麼是心肺適能

心肺適能是可以且需要被訓練的。循序漸進的增加運動強度,會讓身體為了適應運動強度而提升生理機能來因應,其中也包括心肺的運動能力。好比每天都要追公車的人,一開始肯定氣喘吁吁,但時間久了根本臉不紅氣不喘。

什麼是心肺適能?

心肺適能指的是我們吸入氧氣之後,身體循環系統將氧氣運送到身體各部位、提供能源的能力。如果身體是貨物集中發送的物流中心,體內的循環系統就是快遞人員,氧氣則是要運送到目的地(器官與組織等)的貨物,那麼快遞人員運送物品的能力(速度、強度、持久度等)就是心肺適能。

為什麼需要加強心肺適能?

快遞人員運送貨品的速度是越快越好,以最有效率且最省力的方式將物品送達,就是首要的目標。提升心肺適能就是提升心臟及肺臟的運作效率,同步也在減輕心臟及肺臟的負擔。心肺適能越好,代表身體運送氧氣的能力越佳,獲得足量氧氣的組織或器官,通常比較健康、擁有好的運作能力。

心肺適能不好會怎樣?

曾有研究顯示,心肺適能越佳,死亡率越低。心肺適能差會增加罹患慢性疾病的風險,如三高、糖尿病、肥胖、代謝症候群等,而這些慢性疾病更會加重心肺功能的負擔,形成一個惡性循環,因此心肺適能一直被認為是影響死亡風險的重要因子。要終結這樣的惡性循環,必須從提升心肺適能做起。

模式 2 無氧運動：增肌燃脂極力推薦

■ 缺氧能消耗更多能量

進行有氧運動時，氧氣會充分地供應到肌肉，並分解葡萄糖來產生能量，但無氧運動的過程中沒有充足的氧氣供應，做到後來甚至會有「喘不過氣」的感覺。在一般狀態下，運動強度與氧氣需求成正比，強度越強，氧氣消耗越快，當運動強度超過一個閾值，身體攝氧的速度比耗氧速度慢時，身體肌肉組織等會處於一個缺氧狀態，這個狀態會讓運動過程消耗更多能量，這也是為什麼與相同時間的有氧運動相比，無氧運動更顯得筋疲力盡。

■ 稍微超出自己負荷的強度

有氧運動是考驗耐力與意志力，無氧運動著重的是瞬間爆發力。相對於有氧運動強調低強度、長時間的訓練，無氧運動要求的是在「略高於自我負荷」的強度下，達到自己的極限，做多久反而不是重點。正因如此，無氧運動後常會發生「延遲性痠痛」的現象，這種痠痛不會在運動當下發生，而是運動結束後 24 至 48 小時達到最高點，尤其在大量離心收縮的肌力訓練後會更為明顯。規律且長期進行無氧運動，有助於提升肌肉量、促進代謝。

30⁺ 增肌訓練

■ 休息和練習都很重要

　　無氧運動訓練強度要視個人狀況循序漸進。初學者在安排課表時，建議分為上肢、下肢、核心、胸背等部位平均訓練，並盡量把不同部位安排在不同天。做完訓練的隔天最好讓肌肉休息，若覺得不動一下對不起自己就做有氧運動。例如將上肢、下肢、核心、胸背分別排在周一、三、五、日，中間穿插 2 天做有氧運動，其中 1 天什麼都不要做徹底休息。

入門指南

常見項目

重量訓練、衝刺跑（短跑）、舉重、深蹲、伏地挺身、仰臥起坐

適合族群

● 不論年紀都適合從事無氧運動，即使有肌少症、骨質疏鬆、代謝症候群、慢性病族群等都可以。

● 特別注意的是有心血管疾病的族群，過程中要特別注意呼吸順暢度，過度憋氣容易使血壓上升。

建議頻率

每周 3 至 5 天。每次運動前暖身 10 分鐘，再進行無氧運動 45 至 60 分鐘，最後收操約 10 分鐘。

貼心提醒

● **什麼時候中場休息？**
身體自覺「有點累」，或已有明顯肌肉「痠痛」時，代表已稍微超出身體可負荷的強度，建議適度休息後再繼續。

● **什麼症狀立刻停止？**
發生頭暈目眩、耳鳴、頭痛、噁心嘔吐、肌肉無力感、呼吸困難、胸悶等不適時，應立即結束運動。若情況嚴重或充分休息後仍未改善，最好就醫觀察。

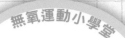

無氧運動小學堂

什麼是延遲性痠痛

「平常跑半馬（約 21 公里）突然跑全馬（約 42 公里），完賽後『鐵腿』好幾天。」「平常沒運動，假日騎腳踏車環北海岸，屁股『痠痛』好幾天。」這種運動過後 1、2 天，肌肉才開始出現的痠痛感，就是「延遲性痠痛（delayed onset muscle soreness，DOMS）」。

延遲性痠痛是長肌肉的過程

延遲性痠痛是指進行肌力訓練或任何運用到肌肉的活動後，肌肉負荷的強度，超過當時身體可以承受的強度。強度提升會導致肌肉纖維和周圍結締組織產生細微的撕裂與發炎，進而出現痠痛感與不適感。此時，身體會啟動自我修復的功能來癒合肌纖維的撕裂，這個過程同時是促進肌肉增長的過程。完成修復之後，下次再遇到同樣的強度，肌肉更能適應，延遲性痠痛的不適感就不會這麼嚴重了。

延遲性痠痛 ≠ 乳酸堆積

把延遲性痠痛歸咎為「乳酸推積」造成，並不正確，已有許多研究推翻這樣的論點，乳酸在體內停留的時間是很短暫的。乳酸推積確實會在無氧運動之後所產生，因為當體內缺乏足夠氧氣分解葡萄糖來獲取能量，唯有乳酸可以不耗氧就轉換為能量被使用。只是乳酸被利用的速度經常低於生成的速度，於是造成堆積。藉由充分伸展及休息，乳酸通常會在運動後 12 小時內就代謝掉，與運動完 24 至 72 小時才產生的延遲性痠痛無關聯性。

模式 3 交叉訓練：有氧與無氧交錯練

■ 交叉訓練可以怎麼安排？

交叉訓練是指在一段時間內（同堂課或一段期間的連續訓練都可以），交替搭配2種或2種以上有氧運動及無氧運動進行訓練。可以在同一堂課程裡，交錯安排深蹲、伏地挺身、重量訓練（以上屬於無氧訓練），並搭配開合跳與跑跑步機（以上屬於有氧訓練）。或以單周為單位來安排運動種類，如星期二選擇以慢跑、游泳為主的有氧運動，星期四做重量訓練等無氧運動，星期六安排打網球（既是無氧運動，也是有氧運動）。

■ 信心爆棚的入門款模式

交叉訓練有助增加運動的多元性與趣味性，不僅可以避免單做一項運動的枯燥乏味，更重要的是平衡肌群發展，防止單一部位肌肉過度使用而造成運動傷害。運動選手或特定專項練習的運動員就很常從事交叉訓練，一方面可以鍛鍊其他肌群，一方面有助提升運動表現。對於運動初入門者也很建議透過交叉訓練來強化信心、降低厭倦感，以達成持續運動、養成習慣的目的與成效。

■ 訓練不偏心，平衡肌群發展

　　交叉訓練最主要的目的為平衡肌群發展，避免偏廢任何一個肌群。例如訓練下肢時，只著重大腿前側的股四頭肌，忽略大腿後側膕膀肌的訓練，導致下肢肌肉失衡，腿後肌群可能會常拉傷。又例如訓練上肢只針對二頭肌（上手臂小老鼠那塊肌肉），不去訓練肩膀肌群或核心肌群，以致肌力出現落差，容易有肩頸痠痛的症狀。因此全身性的平衡訓練是很重要的，可別在努力增肌下，造成更複雜的運動傷害。

入門指南

常見項目

上述提到的有氧運動項目與無氧運動項目搭配執行，例如同時把深蹲、仰臥起坐、重量訓練與跑跑步機安排在訓練過程裡。

適合族群

● 一般民眾及專項運動員都很適合，尤其建議剛開始運動的人從事。

● 交叉訓練可以增加對運動的信心及降低厭倦感，並能避免肌肉過度使用造成的傷害。

建議頻率

每周 7 天安排數天或天天訓練皆可。以天為單位，把有氧或無氧交錯安排在不同天，或以次為單位，期間交錯搭配。運動時間以 1 小時為原則（包含暖身及收操）。

貼心提醒

● **什麼時候中場休息？**
身體自覺「有點累」，或已有明顯肌肉「酸痛」時，代表已稍微超出身體可負荷的強度，建議適度休息後再繼續。

● **什麼症狀立刻停止？**
發生頭暈目眩、耳鳴、頭痛、噁心嘔吐、肌肉無力感、呼吸困難、胸悶等不適時，應立即結束運動。若情況嚴重或充分休息後仍未改善，最好就醫觀察。

30⁺增肌訓練

很重要的 全身性 訓練

運動過程會牽扯到很多機能共同運作，主要運用到肌肉骨骼系統及心肺適能。強化心肺適能能增進訓練的成效，且能拉長訓練時間，不至於沒做幾下就感覺疲勞而無法繼續。除此之外，全身肌肉骨骼均衡鍛鍊也很重要。

日常生活導致的肌力不均

每個人都很難達到各部位的肌肉都一樣發達，若慣用側為右側的人，左手會比右手沒力、左腳會比右腳不穩等情況，其中一個原因是由於慣用側經常使用（鍛鍊），非慣用側較少使用（鍛鍊）的結果。不過，若是因為壞習慣或姿勢不良的肌力失衡，情況通常比較嚴重，如常翹腳容易骨盆歪斜、三七步站姿導致脊側彎等。

肌力不均可能造成骨骼排列歪斜

另外，周邊肌群肌力不平均也可能造成骨頭排列歪斜。像是「翼狀肩胛」就是指斜方肌、菱形肌、前鋸肌等肩胛周邊肌群，肌力不平均或肌力不足，導致肩胛骨下角及內緣翹起，因此在靜止站立的稍息姿勢下，肩胛骨會明顯突出上背，可能產生疼痛、手臂無力、肩膀活動受限等情形。

交叉訓練達到鍛鍊全身效果

要徹底區隔肌群的運用很難，不論是使用器材或徒手進行，總會需要幾個肌群合作，只是會有多出點力與少出點力的區隔。此外，建議同時進行有氧訓練與無氧訓練，同步提升心肺適能及達到增強肌力目的。不妨以天為單位進行，如每周內不連續 3 天做阻力訓練，不連續 2 天做有氧訓練，或同一次訓練同時安排無氧及有氧訓練。

模式 4 阻力訓練：UP 你的骨質密度

■ 什麼是阻力訓練？

阻力訓練指的是肌肉自主對抗外在阻力的運動，通常可以藉由增加外在阻力來提高運動的強度。建議訓練隔天要讓肌肉充分休息或改做有氧運動。阻力的類型包括機械輔助（如重訓器材或設備）、自由重量（如啞鈴、壺鈴、槓鈴、槓片、書本、裝水寶特瓶）、牆（如推牆運動、貼牆深蹲）、彈性物體（如彈力繩）、水（如水中滑水、水中漫步），此外，完全沒有額外負重，只是利用自身體重也能形成阻力（如徒手深蹲、仰臥起坐、伏地挺身、前後弓步下蹲）。

■ 阻力的目的在增加肌力

利用重量造成的阻力，盡可能達到肌肉負荷的極限值，來強化肌肉收縮與延展的張力，進而達成增加肌肉力量，正是阻力訓練的終極目標。近年來，阻力訓練被重視的一大原因，是已有研究證實阻力運動不光能增加肌耐力，更有助於維持骨骼健康。我們的骨骼與肌肉，兩者是相輔相成的關係，誰也不能拋棄誰，所以若有骨質疏鬆的人，通常肌肉的比例也不會高，而肌肉比例高的人，相對的也較不會有骨質疏鬆的問題，也能減少肌少症的發生。

30⁺ 增肌訓練

■ 微調負重程度，UP 骨質密度

在運動時增加阻力（重量或壓力）會使骨骼維持一段時間及一定程度的承重運動，有助於刺激骨質增生，達到維持或增加骨密度的目的，防止骨質流失導致的骨質疏鬆症與降低骨折風險。可見骨骼與肌肉都很重要，都得花工夫花力氣去維持健康狀態，需要透過長期且規律地承重運動來強化骨骼與肌肉的新陳代謝。

入門指南

常見項目

- 初學者從徒手訓練（不負重）入門，當姿勢都能輕鬆到位且標準，在考慮以負重來提高難度。

- 無氧運動搭配阻力進行。例如，深蹲搭配手持壺鈴或大腿綁彈力帶、仰臥起坐搭配手持啞鈴或裝水寶特瓶、伏地挺身搭配背部平放槓片等。

適合族群

- 一般民眾都很適合，尤其建議 30 歲以上、骨質疏鬆症、代謝症候群、慢性病等等從事。

- 特別注意的是有心血管疾病的族群，過程中要特別注意呼吸順暢度，過度憋氣容易使血壓上升。

建議頻率

與無氧運動相同。每周進行 2 至 3 天，每次以 4 至 6 個動作為佳，每個動作以 8 至 12 下為循環（可依個人體力略增或略減），做 3 至 5 個循環。

貼心提醒

- **什麼時候中場休息？**
  身體自覺「有點累」，或已有明顯肌肉「痠痛」時，代表已稍微超出身體可負荷的強度，建議適度休息後再繼續。

- **什麼症狀立刻停止？**
  發生頭暈目眩、耳鳴、頭痛、噁心嘔吐、肌肉無力感、呼吸困難、胸悶等不適時，應立即結束運動。若情況嚴重或充分休息後仍未改善，最好就醫觀察。

減少關節衝擊的 水中運動

即使不會游泳,也可以嘗試「水中運動」。水中運動是一項結合阻力與有氧的運動模式,相同的動作在水中執行會比在陸地上容易,而且夠減輕關節的負擔與壓力,但這可不代表強度比較弱喔。

在水中可以怎麼運動?

由於初學者做阻力訓練前期,常因為能力與肌力所及,能做的動作相對較少,水中運動能增加過程的多元性,讓單調乏味的訓練菜單多點變化,同步提升平衡感與柔軟度。只要簡單的向前走、向後走、橫向側走、水中抬腿、原地蹲站等,就可以訓練下肢,加上手部滑水的動作,連上肢也一起鍛練。透過動作的速度能調整運動強度,動作越快阻力越大,速度越慢阻力越小。

在溫水池裡訓練最合適

利用水具有浮力、阻力的特性進行肌力訓練,是初學者可以嘗試的一種阻力訓練方式。不過,在水中運動還有一件要注意的事,就是「水的溫度」,要避免在太熱(40 至 42 度)或太冷(10 至 13 度)的水裡運動,太熱太冷會影響人持續待在水裡的時間,這樣的溫度很難待超過 10 分鐘,建議在溫水池內進行訓練最為適當且安全。上述溫度的熱水或冷水是用於減緩肌肉痠痛或放鬆肌肉,進行時,也建議不要超過 15 分鐘。

模式 5 **HIIT：後燃效應持續 48 小時**

■ **什麼是高強度間歇訓練（HIIT）？**

高強度間歇訓練（High Intensity Interval Training，HIIT）
是結合高強度訓練與間歇訓練的運動模式，特色在於在短時間內進行
高強度且具爆發力的運動（如衝刺原地跑 30 秒），搭配短暫的歇息（如
原地慢跑 15 秒），並重覆進行，來達到燃燒卡路里的目的。高強度間
歇運動必須是在一段時間內，循環進行「高強度運動→短暫休息→高
強度運動→短暫休息」，以這種一動一靜的持續訓練，讓身體在短時
間內達到最大攝氧量。

■ **比有氧多消耗 25%的卡路里**

高強度間歇訓練會讓肌肉所需氧氣變多，以致運動期間，身體與
肌肉會瞬間產生強烈的疲勞感。高強度間歇訓練很適合忙碌、無法抽空
運動的族群，因為這個運動門檻低，既不需要專業器材與技巧，也不需
要很大空間，重點所花費的時間不會太多，簡單來說，就是以前曾經
被拿來當成不運動的藉口，改成高強度間歇訓練就全都不能用了啦。
最讓人不得不推的原因是運動結束後的「後燃效應（after burn）」，
也就是即使已經停止運動，還是能繼續消耗氧氣。其消耗熱量的效果可
以高出有氧運動 25%。

入門指南

常見項目

透過徒手動作的執行速率變化,來達到高強度運動與間歇運動的模式。例如衝刺跑搭配慢跑、波比跳搭配開合跳、深蹲跳搭配深蹲。

適合族群

- 有無運動基礎或習慣都可以嘗試。完全沒有運動基礎或習慣者,建議先從中低強度的動作與速率開始。

- 心血管疾病、肺部疾病或其他慢性病族群(如高血壓、糖尿病等),請先與醫師討論建議處方,並請合格物理治療師或專業教練指導。

建議頻率

- 每周進行 2 至 3 次訓練為佳,每個動作 20 至 30 秒,搭配 10 至 15 秒的休息。每次運動時間不超過 30 分鐘(約 20 分鐘就很足夠了)。

- 建議可以 3 至 5 個動作為一組,每次訓練進行 3 至 5 組。

- 過程中明顯感覺「非常吃力」才能算達到高強度,在適應某個強度後,就要視個人狀況循序漸進增加。

貼心提醒

- **什麼時候中場休息?**
  一組(約 3 至 5 分鐘)結束後就稍做休息。即使本身體力很好,也不能一開始就挑戰極限或完全不休息。

- **什麼症狀立刻停止?**
  發生頭暈目眩、耳鳴、頭痛、噁心嘔吐、肌肉無力感、呼吸困難、胸悶等不適時,應立即結束運動。若情況嚴重或充分休息後仍未改善,最好就醫觀察。

HIIT 小學堂

馬上就開始的
HIIT 菜單

由於時間短、效果佳,高強度間歇訓練特別適合追求 CP 值的忙碌上班族。一般建議以「20 至 30 秒訓練、10 至 20 秒休息」為原則,挑選 3 至 5 個,做 3 至 5 組並持續 7 至 10 分鐘。記得循序漸進,一「階」一「階」慢慢加強。

	初階版	中階版	進階版
動作 1 (20 至 30 秒)	開合跳 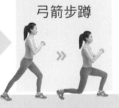	登山者式 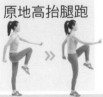	鳥狗式 
休息 1		10 至 20 秒	
動作 2 (20 至 30 秒)	深蹲 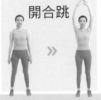	深蹲跳	登山者式 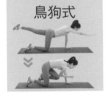
休息 2		10 至 20 秒	
動作 3 (20 至 30 秒)	弓箭步蹲 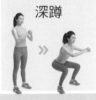	原地高抬腿跑 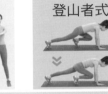	深蹲跳
休息 3		10 至 20 秒	
動作 4 (20 至 30 秒)	空中腳踏車 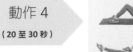	原地小碎步跑	弓箭步蹲跳 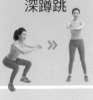
休息 4		10 至 20 秒	

※ 進行 3 至 5 個循環或持續 7 至 10 分鐘,可依體力調整時間與動作速度與強度

準備 2

提 升 運 動 動 機

心累又**不想放棄**
堅持到底 **5** 大心法

那種心累又不想放棄的掙扎，
那種懷疑自己又想堅持到底的矛盾，
就用 5 大心法來拯救現階段的你。
先透過心法建立起全自動的習慣，
再實際執行刺激神經傳導物質分泌，
接著讓幸福感與運動產生連結，
最後發現：沒有運動就全身不對勁！

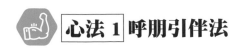

心法 1 呼朋引伴法

■ 有經驗的夥伴帶你入門

運動新手不妨找身邊的親友一起開始，有運動習慣或沒有運動習慣的人都可以。有運動習慣的朋友，能用自身經驗帶領你入門，在還不知道要做什麼運動、不知道該要怎麼開始的時期，跟著他們做就對了，他們有慢跑習慣的，就跟著去跑，但不用要求馬上追上他們，只需要感覺到心跳加速，說話有點喘的中強度就可以了。

■ 沒經驗的夥伴互相督促

找到的夥伴是初學者，那麼互相督促、互相勉勵就很重要了，一個人容易有惰性，或找藉口來合理化自己不去運動的行為，像「上班好累唷，走來走去，運動量已經夠了！」或為了去聚餐「難得見面，而且吃完飯很晚了，沒時間運動了！」這個時候，有個運動夥伴就很重要，既然都相約一起運動，就沒有理由放任自己怠惰了。

■ 三分鐘熱度的夥伴拒之千里

擁有一個正向支持力量，對於嘗試新的挑戰或事物是有很大的幫助的。尋求適合的夥伴，也要考慮「三觀」合不合，就是他是不是也想養成運動習慣啦。千萬別找那種三分鐘熱度的人，不然時間再久還是在原地打轉。如果好夥伴找到了，但還是不知道怎麼開始的話，下面 4 種方法，能協助你們開始運動生活。

心法 2 尋求趣味法

■ 無聊的過程讓人心好累

運動還是有分潮不潮，像現階段正是健身與登山當道，反正不論流行什麼，沒運動習慣的人多少會摻一腳。記得流行夜跑那陣子，我還是個沒有運動習慣的大學生，即使我始終覺得「很無聊」，心血來潮也會和同學去跑操場，是標準的三天捕魚兩天晒網類型。

■ 趣味，讓人再累也意猶未盡

曾經我以為慢跑就是在同個地方不斷地繞圈，要跑 3 公里，就繞操場跑 10 圈，其實慢慢跑不到 1 小時就能跑完，但我總是跑不完，同樣的人事物，覺得心好累，直到我嘗試去路跑。本來不太想去，畢竟跑步的無趣我已體會過，半推半就去了才發現，跑步可以很有趣，同樣是從起點到終點，看到的是一路上的不同景物，跑完 3 公里還意猶未盡。

■ 如何找到「覺得有趣」的運動？

建議大家多嘗試，每種運動最好要從事 5 次以上，才能斷定自己喜歡不喜歡。這是因為運動要經過學習、練習，才會明白「怎麼做」及「還能怎麼做」，若當時的我刻板印象認定路跑跟跑操場一樣無聊，肯定就無法體會路跑的樂趣了。當嘗試 5 次以上仍然沒興趣，甚至覺得很痛苦，不妨再換一個試試看，總會找到一個吸引你的運動形式，千萬不要強迫自己去喜歡不感興趣的運動。

30⁺ 增肌訓練

心法 3 思想單純法

■ 動就對了，不用想太多

簡單一句話就是「別想太多！」那些教大家設立目標、理想體重、體態身材、進階挑戰等指導，都先丟出腦外。我都明白，也都試過，但我想告訴運動入門者，什麼目標先別想，只要著重當下的自己，也就是「我今天（現在）要完成什麼運動？」若想訂立運動計畫，以周為單位就好，不用做到月計畫，否則壓力很大，也容易放棄。

■ 運動前後不安排要緊事

不要把運動排在重要的事情之後，或運動後安排重要的事情，這種緊湊的行程會讓人神經緊繃，要嘛擔心來不及去運動，要嘛擔心運動後趕不及赴約。運動前後最好的規畫是休息與吃飯。另外，運動前不要先做心理準備，要不然一直想著等等會多累多喘，光想就讓人崩潰，反正把時間空出來就夠了。

■ 杜絕任何拖延的想法

「晚一點再去！」「明天再去！」「下禮拜再去！」各種拖延會攻擊運動的動力，擊敗拖延症的方法，是在該運動的時間，發現自己腦中冒出「等一下」的想法時，馬上當機立斷，告訴自己「不准想！」一切的一切，等運動完再慢慢想，然後馬上付諸行動。大腦會逐漸習慣這樣的行為模式，每當運動時間到，身體就會自己動起來。

心法 4 固定時間法

■ 找到執行習慣的觸發物

執行某一個習慣需要有特定的「觸發物」，像吃飯時間一到就會坐到餐桌前，觸發物就是「吃飯時間」。像一上車就會握方向盤，觸發物就是「開車」。要不更簡單的，早上起床就會刷牙、洗臉、準備上班，觸發物就是起床後的準備。當觸發物出現，不需要特地動腦，就會去執行已經習慣的動作。

■ 利用「古典制約」來建立習慣

需要被訓練過（自己訓練自己也算）且經過多次的執行，每當觸發物出現，特定的行為或行動就會跟著出現，久而久之，行為就會被觸發物所制約，變成一種習慣，就是所謂的「古典制約（classical conditioning）」。這是一種關聯性學習的模式，也是利用生物在對特定制約刺激時的特性，來建立運動長期的習慣。

■ 當自己的時間管理大師

建立運動習慣的觸發物，最好取得的就是「時間」，認真思考並選定很少會加班、應酬、聚餐的時間，例如周二與周四的晚上8點通常少有重要行程。確定之後，排除萬難都要去運動。一旦這樣的觸發行為次數增加，大腦就會開始進行制約，慢慢地就會發現：這個時間沒去運動，全身不對勁！

30⁺增肌訓練

心法 5 鏡子洗腦法

■ 信心，是威力最強大的方法

這是一個看似簡單卻威力強大的方法。人在面臨挑戰時，總是會懷疑自己「真的做得到嗎？」對運動新手而言，任何訓練、器材等都是全新挑戰，缺乏信心時，本來做得到的，可能因為踏不出第一步，就無法達成了。鏡子洗腦法是透過對自己喊話，度過那個懷疑的瞬間。

■ 「運動前」的精神喊話

試試看，每天起床及睡前，站在鏡子前盯著鏡中的自己，把眼睛、鼻子、嘴巴、耳朵看清楚，再看著鏡中自己的眼睛，對著鏡中的自己說「〇〇〇（自己的名字）你可以，你做得到！」每天起床及睡前各說 3 次，說完記得給自己一個 100 分的微笑。利用視覺刺激、聽覺刺激、腦海中畫面的刺激，建立一個正向回饋的機制。

■ 「運動後」的催眠喊話

運動結束後，看著鏡子中的自己，汗流浹背、上氣不接下氣的樣子，是不是覺得自己很棒，雖然在過程中有無數個想放棄的念頭，終究還是撐過來了，驕傲地告訴自己「沒這麼難嘛，我做得到！」記得在每次的這個時候，為自己拍張照，做為運動的紀錄，這有助於讓自己看見體態的改變，也證明自己離理想目標又更近了一點。

準備 **3**

訂立運動計畫 3 步驟
好開始就成功一半

開始設定屬於自己的運動菜單吧!

第 1 步要「設立目標與設定時效」,

目標要合情合理,時間以周為單位最佳。

第 2 步要「評估自己的體能狀況」,

了解自己的程度,才能走在進步這條路。

第 3 步要「選定運動類型與頻率」,

依據「FITT」4 個考量來安排最妥當。

為什麼需要設定運動計畫？

■ 一天或一周的計畫就很夠

　　長時間的計畫，會成為堅持的地雷，所以建議只要安排當天，最多就到當周的計畫就好，千萬不要逼自己「一定要在 3 個月內，做到怎樣怎樣。」因為計畫時間拉越長，執行過程越痛苦，太遙遠的目標，等於沒有目標。設定當天或當周計畫後，只需要時間到了、依照運動菜單去做，不要去預想明天或一周以後會怎樣。

■ 計畫前置作業都完成了嗎？

　　運動最初步的規畫，就是排除萬難、騰出時間做運動。再來，就是不斷精神喊話，在每一次運動開始前，信心喊話「我可以！」並在每一次完成後，洗腦喊話「我變更強了！」一次又一次的提升「自我效能感」，有助日後突破接二連三的挑戰。最重要的一件事情，就是要狠下心推開任何突然的邀約或行程，只要牴觸到運動時段，就要勇敢說「不！」唯有把運動當成正事，才能慢慢成為你生活的一部分。

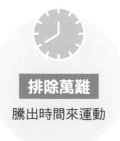

排除萬難
騰出時間來運動

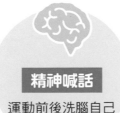

精神喊話
運動前後洗腦自己

運動扶「正」
對臨時約說「不！」

如何計畫你的運動計畫？

■ 步驟 1：設立運動目標與時效

設定一個具體、可量化、符合期待的目標，以利檢視成果，當然要為目標加上「時效」，就是「要花多久時間去完成」，分段進行最不會想放棄，例如 3 個月可以以周為單位切分成 12 周，一來不會感覺時間很長，二來不會想要半途而廢。目標可以是「1 周安排 3 天做運動」「1 周減少 0.5 公斤」「1 周累積 100 下深蹲」等，不論是什麼都要合理，不切實際的目標反而讓人失去動力。

符合期待的目標 ✔

1 周安排 3 天做運動

1 周減少 0.5 公斤

1 周累積 100 下深蹲

目標具體、符合期待，強化想要達成的決心

不切實際的目標 ✘

3 個月練成巨石強森

1 個月減掉 10% 體脂肪

2 個月減少 10 公斤

目標浮誇，明顯難達成，直接舉白旗投降

30⁺增肌訓練

■ 步驟 2：評估你的體能狀況

　　體能狀況是決定該「如何開始」很重要的訊息。體能狀況是很主觀的東西，通常可以先從「運動習慣」來評估，假設過去半年甚至整整好幾年都沒有規律運動習慣，就要先預設體能狀況不佳，從低強度的訓練開始做，開始後可以再依實際體能去做調整。值得注意的是，即使是一直都有運動習慣的人，在從事新的項目或動作時，還是要先嘗試中強度，適應後再慢慢進階。評估體能有助於了解自己的程度，讓自己維持在進步的路上。

■ 步驟 3：選定類型與頻率

　　設定目標、評估體能狀況後，就可以開始思考「運動類型」。首先會先依照目標來選擇適合項目，如減脂優先就以有氧運動為主、增加肌力就以阻力訓練為主，選好了再安排「運動頻率」。實在不知道怎麼選的，不妨依據「FITT」4 個考量來安排：

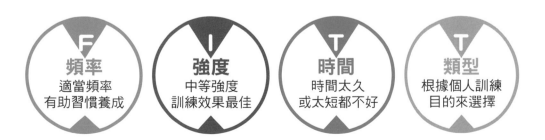

Frequency 頻率

設定適當的頻率，可以替習慣養成加分。首先，要列出可以用來運動的時間（工作以外的時間都算可以），然後再安排哪幾天要去做運動。一般建議每周先以 3 天為主，若時間允許、體能也允許，就慢慢增加到每周 5 天吧，最終期待是達到每天運動的目標。

最佳頻率

每周 3 天是基本
每周 5 天是目標

能天天運動更好

Intensity 強度

有效的強度是指「沒辦法再繼續做下去」的感覺，於此同時代表已經努力過，需要休息了。以訓練心肺耐力的慢跑為例，跑到有點累而且再繼續跑就會虛脫的狀態，就算達到中等強度了。以肌耐力訓練來說，拿 2 公斤啞鈴努力做到 20 下，感覺精力用盡、無力再舉，代表達成有效鍛鍊的強度了，休息一下再繼續，運動表現會更好。

有效強度

永遠維持再一下
就會虛脫的強度

你的中等強度
會越來越強

30⁺增肌訓練

Time 時間

　　訓練的時間分配，包括暖身、主要訓練、收操。以運動 1 小時為例，可以安排 10 分鐘暖身、40 分鐘主要訓練、最後 10 分鐘收操。不過，時間可以依照實際情況調整，天氣冷時把暖身時間增加 5 分鐘、訓練強度高時把收操時間增加 5 分鐘、主要訓練難度或強度較高時就縮短成 30 分鐘。當然，時間調整要「合理」，不能為了偷懶，整場都在暖身與收操。

合理時間

**視情況調整時間
建議 45-60 分鐘**

包含熱身與收操時間

Type 訓練類型

　　運動類型很多元，最常見的 5 種類型與適合民眾，前面章節都有詳細解說了，在了解不同類型運動的訓練主要成效後，就能根據個人的訓練目的來搭配適合的運動種類。例如要參加馬拉松比賽的，就需要在訓練心肺耐力外，額外加強下肢大肌群的肌力訓練。把不同類型的訓練交叉搭配，可以增加訓練的有趣性與多元性，讓運動這件事變得更吸引人。

類型選擇

**根據訓練目的搭配
強化效果與趣味**

Part 4

增肌訓練還等什麼，
65 個動作馬上開始！

訓練前動態伸展、訓練後靜態伸展，

加上核心訓練、上肢訓練、下肢訓練，

不用去健身房、不用買課程或買器材，

宅在家裡就能開始的超居家訓練法，

每天只要 30 分鐘，挑選 5 個動作，

跟著步驟做，提升肌力 8 周看得見！

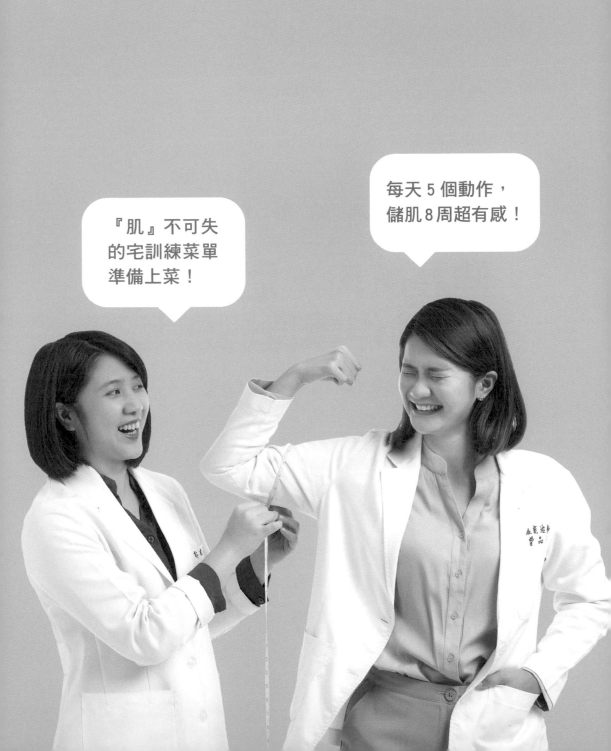

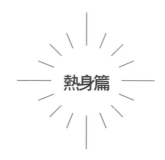

熱身篇

運 動 前 的 動 態 伸 展

伸展肌肉、活動關節
連續動作讓身體熱起來

透過動態伸展直到身體微微出汗，

一方面喚醒肌肉，進行收縮，

一方面活動關節，支撐更穩定。

動態伸展要做徹底，但不要硬撐，

過程中維持穩定呼吸，不要憋氣。

腳踝關節

腳踝幾乎要承受全身重量，
透過充分伸展能讓腳踝更穩定。

⏱ 左右各 5 圈為 1 組，建議做 3 組，組間休息 10 秒

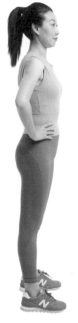

1 起始動作。挺胸縮腹，雙腳
與肩同寬，雙手自然插腰，
以維持身體平衡。

POINT 🎈
維持核心穩定，
髖部不要歪斜

2 先踮起右腳，並以腳尖為圓
心旋轉腳踝，順逆時鐘各旋
轉 5 圈，再換左腳。

POINT 🎈
過程中重心要平均
放在兩隻腳

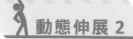
動態伸展 2

肩肘關節
主要活動肩膀與手肘關節，
強化手臂支撐的穩定性。

⏱ 10 下為 1 組，建議做 3 組，組間休息 10 秒

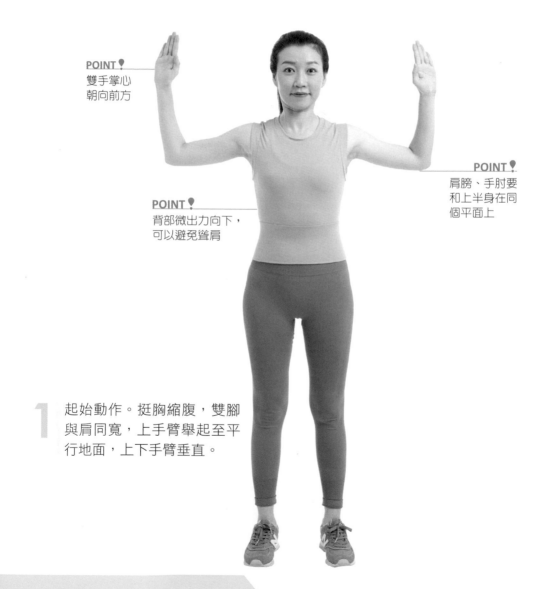

POINT ❗
雙手掌心
朝向前方

POINT ❗
肩膀、手肘要
和上半身在同
個平面上

POINT ❗
背部微出力向下，
可以避免聳肩

1 起始動作。挺胸縮腹，雙腳
與肩同寬，上手臂舉起至平
行地面，上下手臂垂直。

30⁺增肌訓練

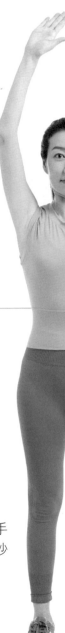

POINT
做動作時，要想像身體前
後有 2 片透明玻璃夾住，
讓手掌、手腕、手臂、手
肘、肩膀、身體都在同個
平面上

POINT
維持核心穩定，
髖部不要歪斜

2　用肩膀與手肘出力，將雙手
往頭頂正上方舉，停留 **3** 秒
後回到起始動作。

弓步蹲

啟動大腿與臀部的肌肉，
鍛鍊下半身前的重要熱身。

 左右各 1 下為 1 組，建議做 10 組（連續）

POINT
背部微出力向下，
頸部放鬆不要聳肩

1 起始動作。挺胸縮腹，雙腳
與肩同寬，雙手自然插腰，
以維持身體平衡。

POINT
雙腳伸直，
但膝蓋要維持彈性

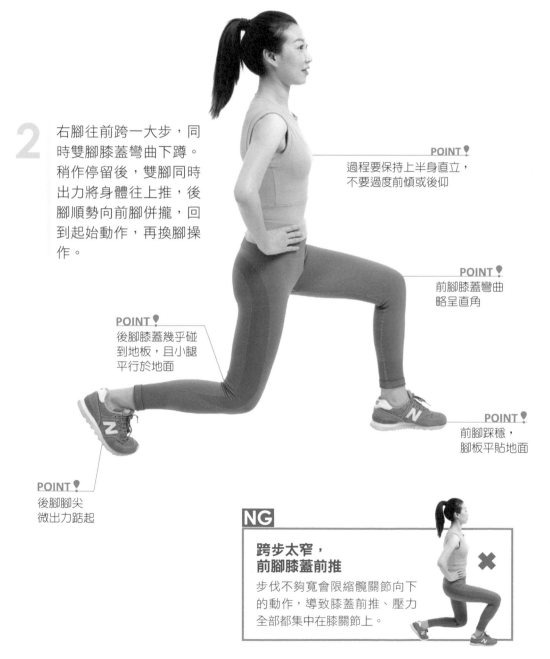

2 右腳往前跨一大步，同時雙腳膝蓋彎曲下蹲。稍作停留後，雙腳同時出力將身體往上推，後腳順勢向前腳併攏，回到起始動作，再換腳操作。

POINT
過程要保持上半身直立，不要過度前傾或後仰

POINT
前腳膝蓋彎曲略呈直角

POINT
後腳膝蓋幾乎碰到地板，且小腿平行於地面

POINT
前腳踩穩，腳板平貼地面

POINT
後腳腳尖微出力踮起

NG

跨步太窄，前腳膝蓋前推
步伐不夠寬會限縮髖關節向下的動作，導致膝蓋前推、壓力全部都集中在膝關節上。

側向弓步蹲

熟悉橫向移動的能力，
有助於強化臀腿肌群。

⏱ 左右各 1 下為 1 組，建議做 10 組（連續）

POINT
背部微出力向下，
不要聳肩

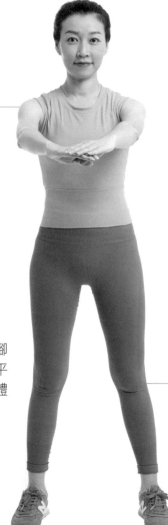

1 起始動作。挺胸縮腹，雙腳
與肩同寬，雙手交疊輕鬆平
舉於胸前，維持過程中身體
平衡。

POINT
雙腳伸直，但膝蓋
要維持彈性

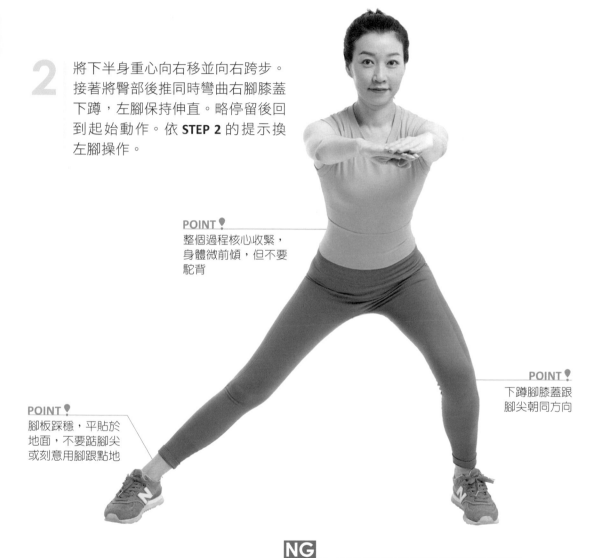

2 將下半身重心向右移並向右跨步。
接著將臀部後推同時彎曲右腳膝蓋
下蹲，左腳保持伸直。略停留後回
到起始動作。依 **STEP 2** 的提示換
左腳操作。

POINT🔴
整個過程核心收緊，
身體微前傾，但不要
駝背

POINT🔴
下蹲腳膝蓋跟
腳尖朝同方向

POINT🔴
腳板踩穩，平貼於
地面，不要踮腳尖
或刻意用腳跟點地

NG

重心偏移，身體太前傾
急著蹲下核心容易偏移，膝蓋
承受壓力變大。想像坐椅子的
感覺，先把臀部要往「後」推，
再彎曲膝蓋往下蹲。

❌

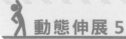

動態伸展 5

高抬腿
活動髖部和腰腹的肌群，
常被用來做為慢跑前的熱身。

⏱ 做 20 秒為 1 組，建議做 3 組，組間休息 10 秒

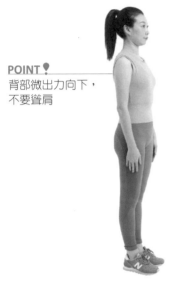

POINT
背部微出力向下，
不要聳肩

1 起始動作。挺胸縮腹，
雙腳與肩同寬，雙手自
然垂放於大腿外側。

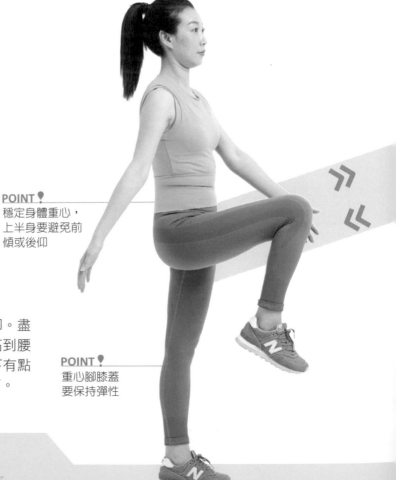

POINT
穩定身體重心，
上半身要避免前
傾或後仰

2 輪流抬高左右腳。盡
可能把膝蓋抬高到腰
部高度，或胯下有點
拉緊的感覺即可。

POINT
重心腳膝蓋
要保持彈性

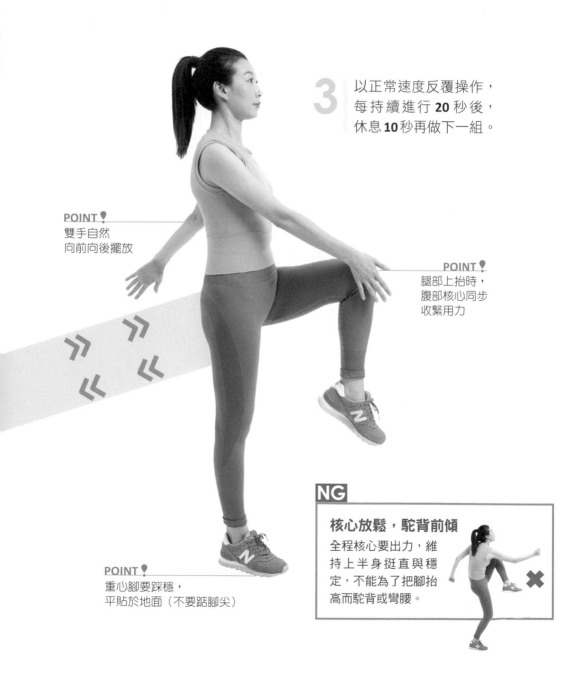

3 以正常速度反覆操作，
每持續進行 **20** 秒後，
休息 **10** 秒再做下一組。

POINT
雙手自然
向前向後擺放

POINT
腿部上抬時，
腹部核心同步
收緊用力

POINT
重心腳要踩穩，
平貼於地面（不要踮腳尖）

NG

核心放鬆，駝背前傾
全程核心要出力，維
持上半身挺直與穩
定，不能為了把腳抬
高而駝背或彎腰。

動態伸展 6

高抬腿走

高抬腿的進階版,
更考驗身體的平衡感。

⏱ 做 20 秒為 1 組,建議做 3 組,組間休息 10 秒

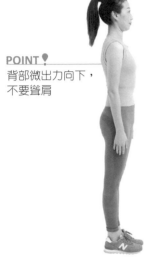

POINT❗
背部微出力向下,
不要聳肩

1 起始動作。挺胸縮腹,雙腳
與肩同寬,雙手自然垂放於
大腿外側。

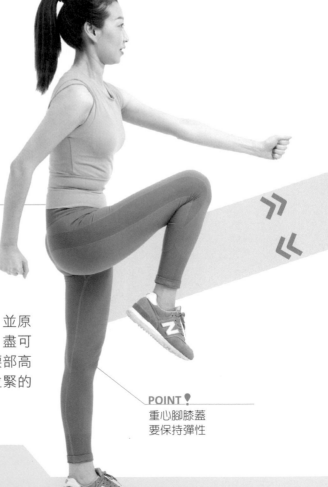

POINT❗
穩定身體重心,
上半身要避免前
傾或後仰

2 輪流抬高左右腳,並原
地踏步或往前走。盡可
能把膝蓋抬高到腰部高
度,或胯下有點拉緊的
感覺即可。

POINT❗
重心腳膝蓋
要保持彈性

30⁺ 增肌訓練

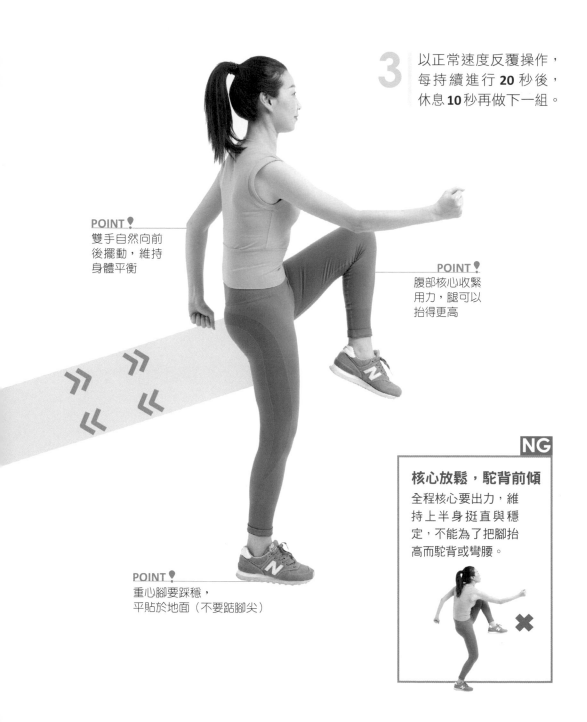

3 以正常速度反覆操作，
每持續進行 **20** 秒後，
休息 **10** 秒再做下一組。

POINT
雙手自然向前
後擺動，維持
身體平衡

POINT
腹部核心收緊
用力，腿可以
抬得更高

NG

核心放鬆，駝背前傾
全程核心要出力，維
持上半身挺直與穩
定，不能為了把腳抬
高而駝背或彎腰。

POINT
重心腳要踩穩，
平貼於地面（不要踮腳尖）

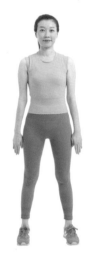

動態伸展 7

側腰轉體 搭配轉體的動作讓側腰肌肉徹底伸展。

⏱ 左右輪做 1 次為 1 組，建議做 10 組（連續）

1 起始動作。挺胸縮腹，雙腳與肩同寬，雙手掌心朝向後方，並置放身體兩側。

POINT
手臂、手掌、手指要持續出力往末端延伸

POINT
雙手不要舉太高（容易聳肩）。讓肩關節、手肘、踝關節連成的直線，平行於地面即可

POINT
上半身維持穩定，不要後傾

2 雙手往前平舉至肩膀高度。期間要維持核心穩定，雙手持續出力往末端延伸。

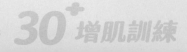

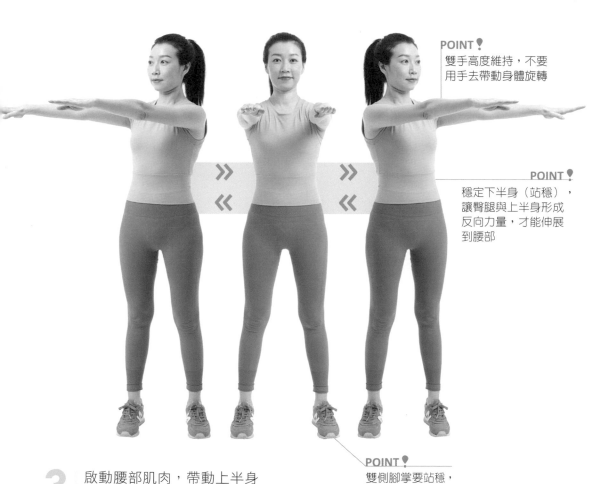

POINT
雙手高度維持，不要
用手去帶動身體旋轉

POINT
穩定下半身（站穩），
讓臀腿與上半身形成
反向力量，才能伸展
到腰部

POINT
雙側腳掌要站穩，
平貼於地面

3 啟動腰部肌肉，帶動上半身
往左側轉體，轉到另側腰部
微拉緊後停留 **3** 秒，再轉回
原本位置並換邊操作。

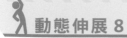

動態伸展 8

肩胛與擴胸

透過肩胛內夾的伸展，
喚醒背部與胸部肌肉群。

⏱ 10 次為 1 組，建議做 3 組，組間休息 10 秒

1 起始動作。挺胸縮腹，
雙手用上手臂的力氣向
身體兩側抬高。

POINT
穩定核心，背部微出力向下，
肩膀放鬆（不要用肩膀出力來
抬高手臂）

POINT
兩側臀腿平均出力
站穩，維持髖關節
中立

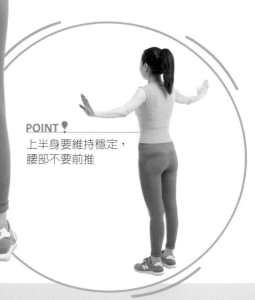

POINT
上半身要維持穩定，
腰部不要前推

30⁺增肌訓練

2 兩側肩胛骨往內側夾，帶動上
胸微向前推、上手臂自然往
後。感覺上背肌肉微痠位置停
留 **3** 秒，再回到起始動作。

POINT❗
上手臂持續出力，
維持高度

POINT❗
要感覺有「夾背感」，
不是把肩膀往後夾

外側肌肉

借助身體的重量向側邊彎，
伸展手臂、側腰、腿部肌群。

⏱ 左右各 1 次為 1 組，建議做 10 組

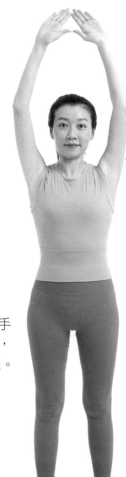

POINT❗
雙手出力往上同時，
背部要微出力向下，
避免聳肩

1 起始動作。挺胸縮腹，雙手
略為出力，朝正上方延伸，
讓腰、腹、下背有微拉緊感。

2 啟動身體外側肌肉，右手帶動上半身往左上方
伸展，左手自然沿著左邊大腿外側向下延伸，
直到感覺右邊上半身肌肉微拉緊後停留 **3** 秒，
再轉回原本位置並換邊操作。

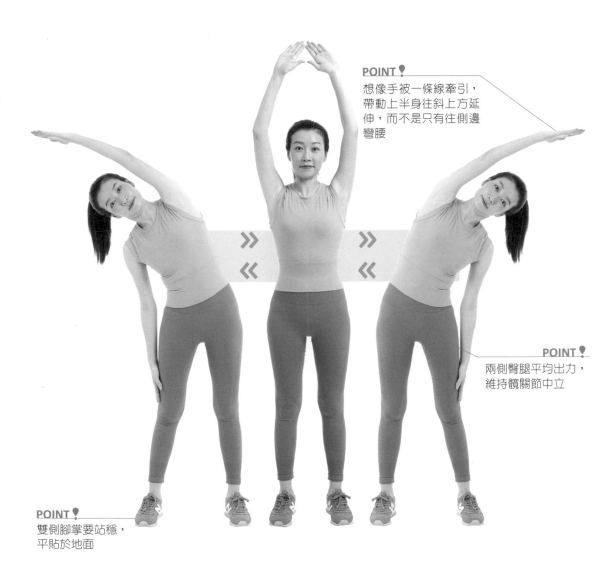

POINT
想像手被一條線牽引，
帶動上半身往斜上方延
伸，而不是只有往側邊
彎腰

POINT
兩側臀腿平均出力，
維持髖關節中立

POINT
雙側腳掌要站穩，
平貼於地面

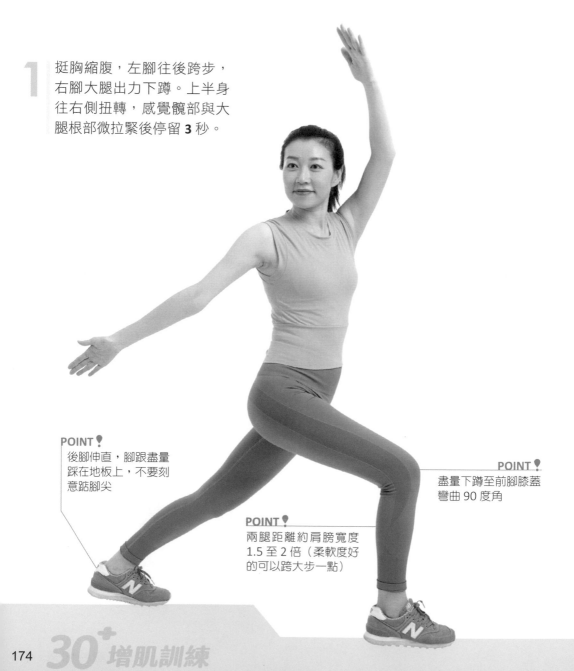

動態伸展 10

髖部與臀部

借助身體重量與下半身扭轉，
伸展髖關節與臀部肌肉。

⏱ 左右各 5 下為 1 組，建議做 3 組，組間休息 10 秒

1 挺胸縮腹，左腳往後跨步，
右腳大腿出力下蹲。上半身
往右側扭轉，感覺髖部與大
腿根部微拉緊後停留 **3** 秒。

POINT !
後腳伸直，腳跟盡量
踩在地板上，不要刻
意踮腳尖

POINT !
盡量下蹲至前腳膝蓋
彎曲 90 度角

POINT !
兩腿距離約肩膀寬度
1.5 至 2 倍（柔軟度好
的可以跨大步一點）

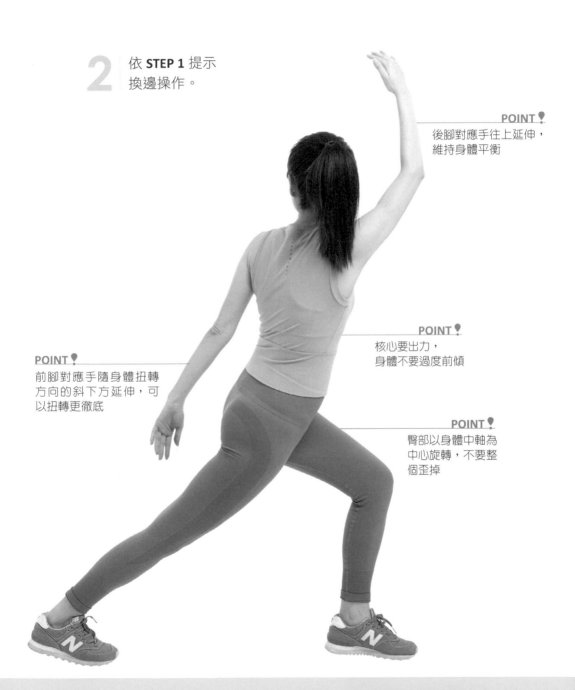

2 依 **STEP 1** 提示
換邊操作。

POINT
後腳對應手往上延伸，
維持身體平衡

POINT
核心要出力，
身體不要過度前傾

POINT
前腳對應手隨身體扭轉
方向的斜下方延伸，可
以扭轉更徹底

POINT
臀部以身體中軸為
中心旋轉，不要整
個歪掉

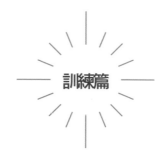

訓練篇

核 心 訓 練　x　上 肢 訓 練　x　下 肢 訓 練

宅在家每天 30 分鐘
44 個動作 8 周有感

新手入門的居家肌力訓練大集合！

不同肌群、不同訓練 44 招練為上策，

現在開始每天 30 分鐘做好做滿，

持續 2 周，肌肉長出來，肥肉都掰掰！

身體支撐力 UP，不再腰痠背痛，

精神變好，不再一天到晚昏昏欲睡，

身材比例變好，穿什麼都好看！

平板撐（棒式）

這不只是鍛鍊核心穩定性的基本功，
也是肩、背、胸、腹、腿都練的全身性動作。

⏱ 20 秒為 1 組，建議做 3 組，組間休息 20 秒

1 起始動作。俯趴於地面，
雙腳雙肘都與肩同寬，做
為支撐。

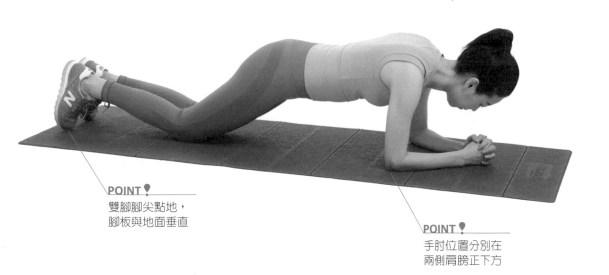

POINT 📍
雙腳腳尖點地，
腳板與地面垂直

POINT 📍
手肘位置分別在
兩側肩膀正下方

1 以手肘和腳尖把身體撐起來。持續
保持核心出力，分攤支撐點壓力。
過程中，肩腰臀腿呈一直線。

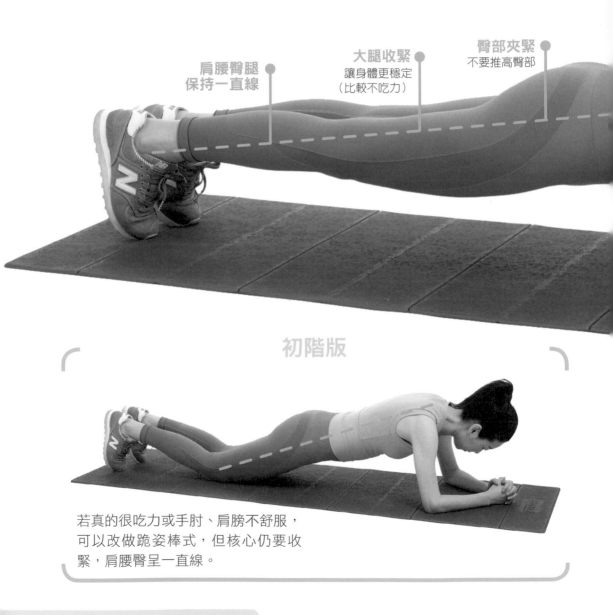

肩腰臀腿
保持一直線

大腿收緊
讓身體更穩定
（比較不吃力）

臀部夾緊
不要推高臀部

初階版

若真的很吃力或手肘、肩膀不舒服，
可以改做跪姿棒式，但核心仍要收
緊，肩腰臀呈一直線。

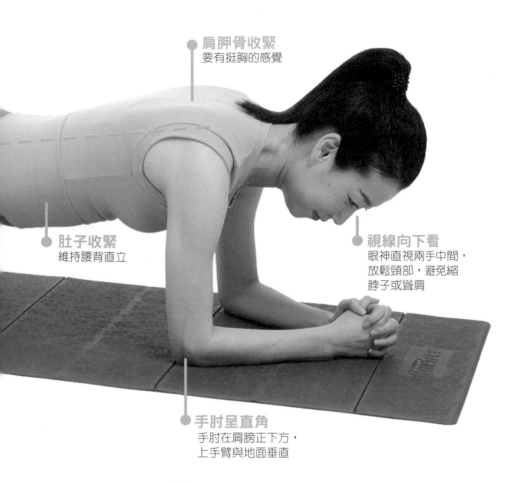

肩胛骨收緊
要有挺胸的感覺

視線向下看
眼神直視兩手中間，
放鬆頸部，避免縮
脖子或聳肩

肚子收緊
維持腰背直立

手肘呈直角
手肘在肩膀正下方，
上手臂與地面垂直

NG

屁股翹高、腰部下塌

身體沒出力繃緊肌肉，支
撐力道不足就容易拱背、
聳肩，或刻意把屁股往上
推，以防身體落地等都容
易造成運動傷害。

棒式抬腿

這個動作是平板撐進階版，可以特別強化核心的穩定性。

⏱ 左右各 10 下為 1 組，建議做 3 組，組間休息 20 秒

1 起始動作為「棒式」。以手肘與腳尖為支撐點，支撐整個身體，並穩定核心，讓肩腰臀腿呈一直線。

POINT !
眼神直視兩手中間，放鬆頸部，避免縮脖子或聳肩

POINT !
雙腳腳尖點地，腳板與地面垂直

POINT !
手肘位置分別在兩側肩膀正下方

2 大腿與臀部同時出力把右腳往上抬，
抬到臀部與大腿後側微拉緊，停留 **3**
秒後，回到棒式。單腳做完 **10** 下再
換腳操作。

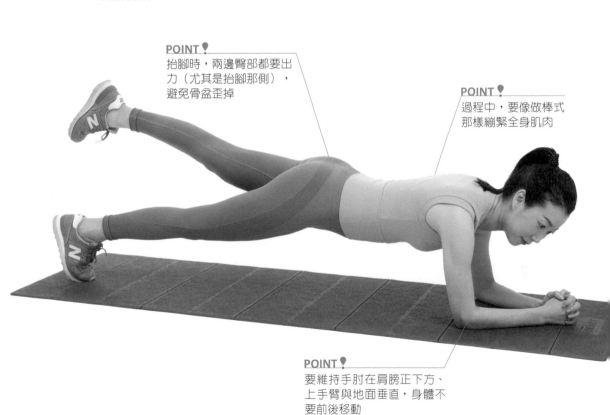

POINT
抬腳時，兩邊臀部都要出
力（尤其是抬腳那側），
避免骨盆歪掉

POINT
過程中，要像做棒式
那樣繃緊全身肌肉

POINT
要維持手肘在肩膀正下方、
上手臂與地面垂直，身體不
要前後移動

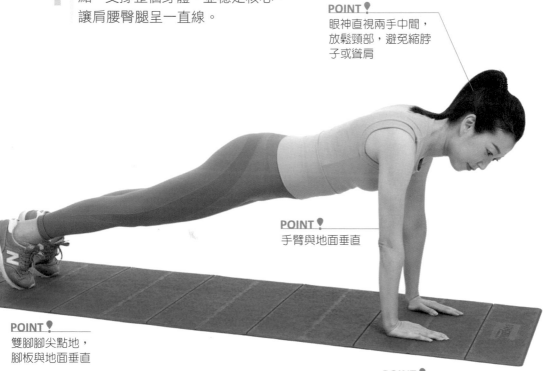

核心訓練 3

棒式摸肩

這個動作是平板撐進階版，
透過短暫單手支撐，強化核心。

⏱ 左右輪做 20 秒為 1 組，建議做 3 組，組間休息 20 秒

1 起始動作。以手掌與腳尖為支撐
點，支撐整個身體，並穩定核心，
讓肩腰臀腿呈一直線。

POINT
眼神直視兩手中間，
放鬆頸部，避免縮脖
子或聳肩

POINT
手臂與地面垂直

POINT
雙腳腳尖點地，
腳板與地面垂直

POINT
手肘、手腕位置
分別在兩側肩膀
正下方

182 **30⁺增肌訓練**

2 右手離開地面，輕摸左邊肩膀後
再放回原來位置，並換手操作。
過程中要盡量維持身體穩定。

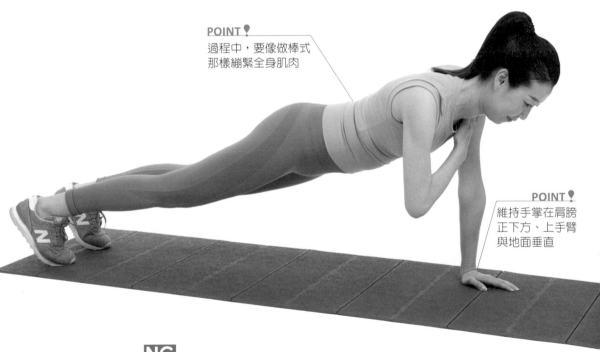

POINT❗
過程中，要像做棒式
那樣繃緊全身肌肉

POINT❗
維持手掌在肩膀
正下方、上手臂
與地面垂直

NG

核心不穩，骨盆歪斜

由於摸肩膀時，身體支撐點少 1
個，更能看出核心與相關肌群
有無正確使力，若偷懶就很容
易骨盆歪掉、身體晃動，反而
做起來更吃力。

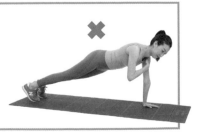

俯臥超人式

在強化四肢協調性的同時，
訓練臀、腹、下背肌肉群。

⏱ 左右各 10 下為 1 組，建議做 3 組，組間休息 20 秒

1 起始動作。俯趴於地上，臉部
朝下，頸部放鬆。雙手與肩同
寬並伸直超過頭部，雙腳自然
向後擺放。

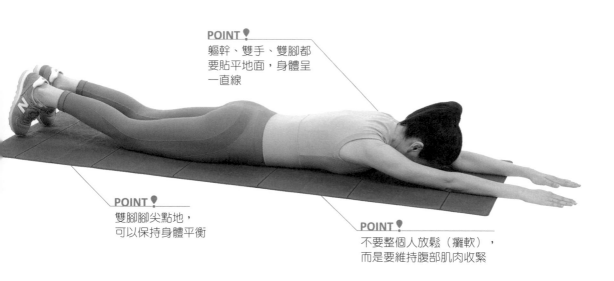

POINT
軀幹、雙手、雙腳都
要貼平地面，身體呈
一直線

POINT
雙腳腳尖點地，
可以保持身體平衡

POINT
不要整個人放鬆（癱軟），
而是要維持腹部肌肉收緊

2 收緊腹部肌肉、夾緊臀部後，
同時抬高左手與右腳，停留
3 秒後再放回原來位置。操
作 **10** 次再換邊。

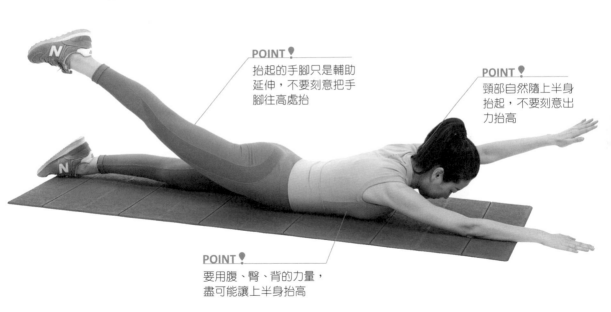

POINT !
抬起的手腳只是輔助
延伸，不要刻意把手
腳往高處抬

POINT !
頸部自然隨上半身
抬起，不要刻意出
力抬高

POINT !
要用腹、臀、背的力量，
盡可能讓上半身抬高

鳥狗式

提升四肢協調性與平衡感，
同時訓練臀、腹、肩、腿後。

⏱ 左右各 10 下為 1 組，建議做 3 組，組間休息 20 秒

1 起始動作。俯趴跪於地上，
成四足跪姿。臉部朝下，頸
部放鬆。手掌、膝蓋、腳板
皆與肩同寬。

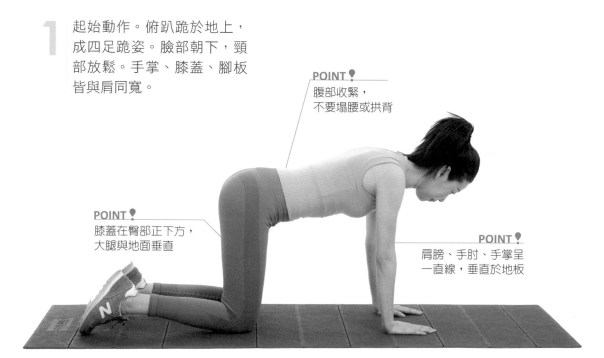

POINT
腹部收緊，
不要塌腰或拱背

POINT
膝蓋在臀部正下方，
大腿與地面垂直

POINT
肩膀、手肘、手掌呈
一直線，垂直於地板

2 維持核心出力狀態，同時
把右手往前伸直、左腳往
後伸直，抬起的手腳與背
部、臀部呈一直線。

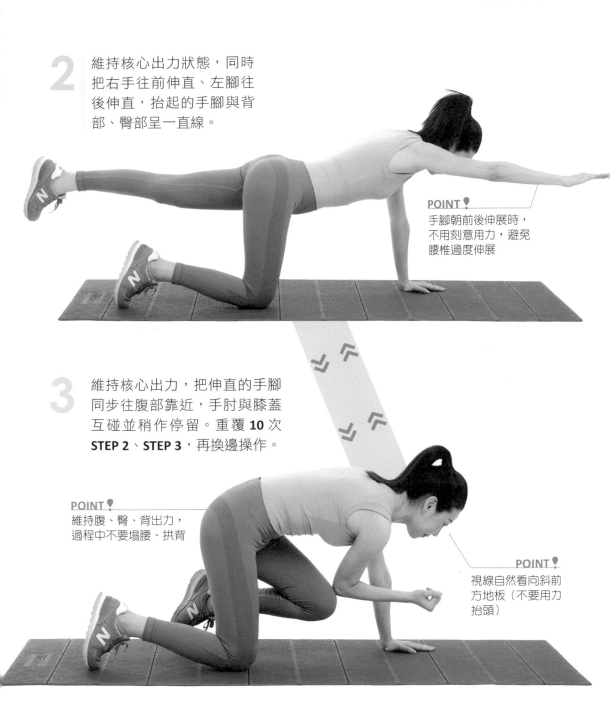

POINT
手腳朝前後伸展時，
不用刻意用力，避免
腰椎過度伸展

3 維持核心出力，把伸直的手腳
同步往腹部靠近，手肘與膝蓋
互碰並稍作停留。重覆 **10** 次
STEP 2、**STEP 3**，再換邊操作。

POINT
維持腹、臀、背出力，
過程中不要塌腰、拱背

POINT
視線自然看向斜前
方地板（不要用力
抬頭）

登山者式

燃脂、喚醒核心的動作之一，
訓練腹、肩和骨盆附近肌肉群。

⏱ 左右輪作 20 秒為 1 組，建議做 3 組，組間休息 20 秒

1 起始動作為「掌撐棒式」。以手掌
與腳尖為支撐點（避免壓力都放在
手腕），把身體撐起來。核心出力，
維持肩腰臀腿一直線。

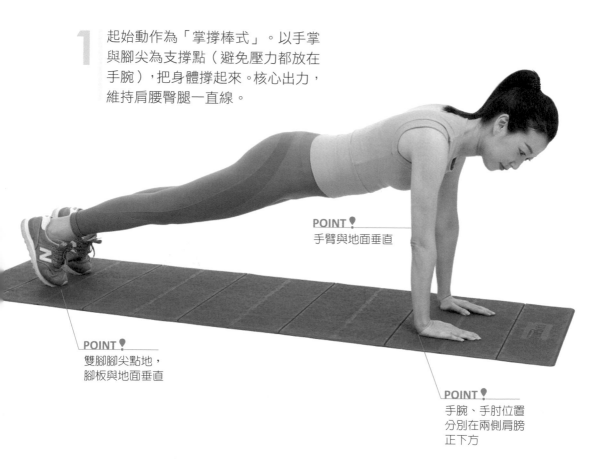

POINT
手臂與地面垂直

POINT
雙腳腳尖點地，
腳板與地面垂直

POINT
手腕、手肘位置
分別在兩側肩膀
正下方

2 左腳膝蓋彎曲向前，輕碰左手肘後回到起始位置，換右腳膝蓋彎曲向前，輕碰右手肘後回到起始位置。連續操作約 **20** 秒再休息。

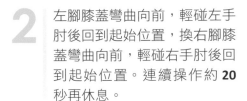

POINT
視線自然看向斜前方地板（不要用力抬頭）

POINT
肩關節與手肘維持彈性，背臀起伏不要太大

POINT
過程中背部維持水平，不要塌腰、拱背

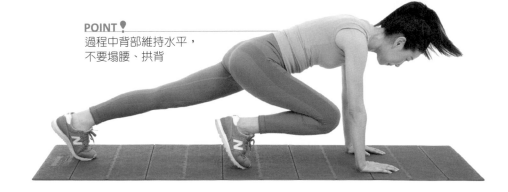

進階版

1

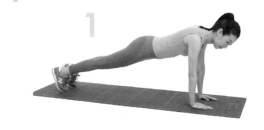

2

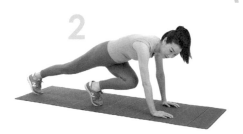

改為左腳膝蓋彎曲向前，輕碰右手肘後回到起始位置，
再換右腳膝蓋彎曲向前，輕碰左手肘後回到起始位置。

核心訓練 7

側棒式抬腿

鍛鍊腹肌、穩定核心、提升脊椎支撐力，
有助於強化側邊穩定性，有利進行其他訓練。

⏱ 左右各 20 秒為 1 組，建議做 3 組，組間休息 20 秒

1 起始動作。向左側臥，抬頭挺胸，
縮腹夾臀，以左手肘支撐上半身，
下手臂貼放於地面。雙腳大腿併
攏，左腳曲膝後彎，右腳伸直。

2 利用臀部與側腰的力量，把身
體抬離地面。右手伸直向上，
維持平衡，輔助出力方向。

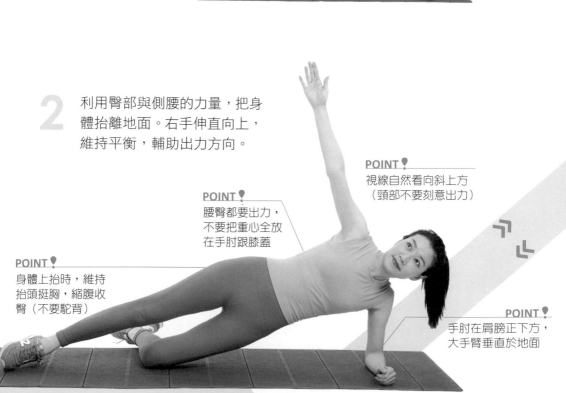

POINT!
視線自然看向斜上方
（頸部不要刻意出力）

POINT!
腰臀都要出力，
不要把重心全放
在手肘跟膝蓋

POINT!
身體上抬時，維持
抬頭挺胸，縮腹收
臀（不要駝背）

POINT!
手肘在肩膀正下方，
大手臂垂直於地面

30⁺增肌訓練

3 右腳伸直、腳背朝前，往上平舉至右臀高度，維持 **3** 秒後回到 **STEP 2**，重複 **STEP 2**、**STEP 3** 動作。單邊做完 **1** 組，再換邊操作。

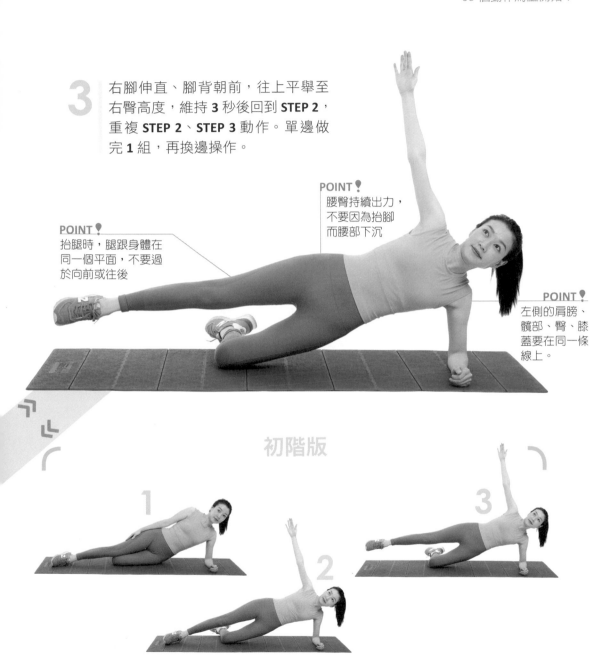

POINT !
腰臀持續出力，不要因為抬腳而腰部下沉

POINT !
抬腿時，腿跟身體在同一個平面，不要過於向前或往後

POINT !
左側的肩膀、髖部、臀、膝蓋要在同一條線上。

初階版

如果肩膀、手肘支撐度不佳，也可以在 **STEP 3** 後回到起始動作，再從 **STEP 1**、**STEP 2**、**STEP 3** 依序執行。

棒式轉體

鍛鍊腹肌、穩定核心、提升脊椎支撐力，
有助於強化側邊穩定性，有利進行其他訓練。

⏱ 左右各 20 秒為 1 組，建議做 3 組，組間休息 20 秒

1 起始動作為「掌撐棒式」。以手掌與腳尖為支撐點（避免壓力都放在手腕），把身體撐起來。

POINT 核心出力，維持肩腰臀腿一直線

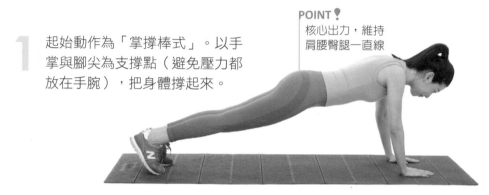

2 以單手支撐地面，轉體向上，轉到右手與上半身在同一個平面，左右手呈一直線，並停留 **3** 秒。

POINT 用核心帶動腰部力量向上轉體（不要急著把肩膀往上翻）

BACK

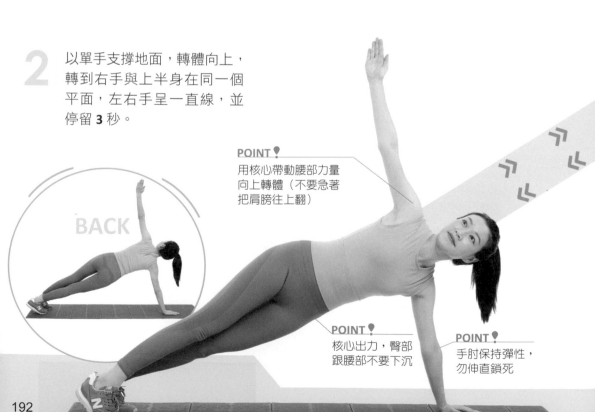

POINT 核心出力，臀部跟腰部不要下沉

POINT 手肘保持彈性，勿伸直鎖死

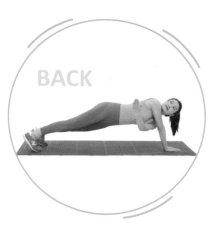

BACK

3 轉體向下，轉到右手掌靠近左側肩，
停留 **3** 秒回到 **STEP 2**，並重複 **STEP 2**、
STEP 3。單邊做完 **1** 組，再換邊操作。

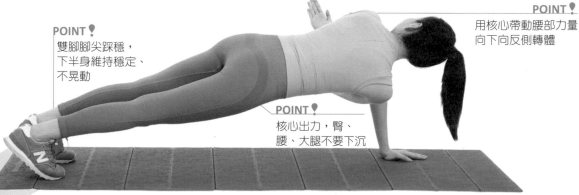

POINT ❗
用核心帶動腰部力量
向下向反側轉體

POINT ❗
雙腳腳尖踩穩，
下半身維持穩定、
不晃動

POINT ❗
核心出力，臀、
腰、大腿不要下沉

初階版

1

2

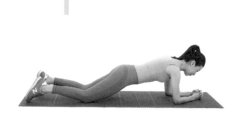

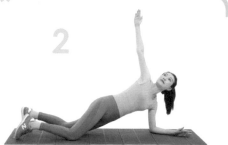

改為跪姿棒式轉體。轉體向上後，回到起始動作，
單側連續操作一組，再換邊。

側棒式捲腹

鍛鍊側腹部肌肉，穩定核心力量，
有助強化側邊肌群，有利進行更多訓練。

⏱ 左右各 10 下為 1 組，建議做 3 組，組間休息 20 秒

1 起始動作。向左側臥，縮腹夾臀，
以左手肘支撐上半身，下手臂貼放
於地面。雙腳伸直併攏。

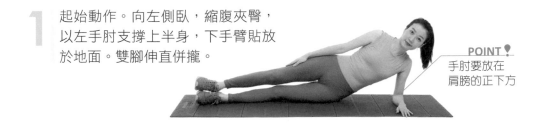

POINT !
手肘要放在
肩膀的正下方

2 利用臀部與側腰的力量，把身體
側邊抬離地面。右手伸直向上，
維持平衡，呈「側棒式」。

POINT !
核心要出力，肩腰臀與
膝蓋、腳踝呈一直線

POINT !
雙腳腳掌併攏，
自然疊放

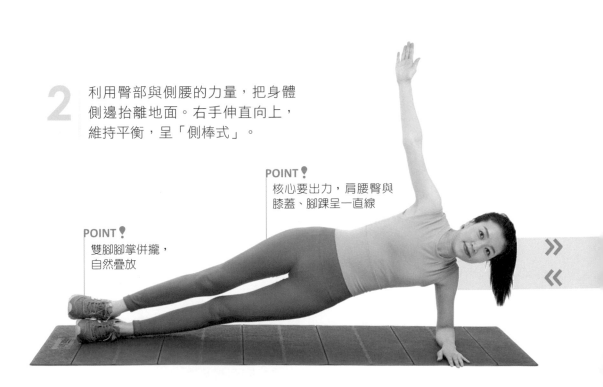

3 同步將右腿曲膝向上、右手曲肘向下，直到兩者觸碰，回到 **STEP 2**。依序操作 **STEP 2**、**STEP 3**，單側完成一組再換邊。

POINT !
臀、腰、背都要出力
維持身體穩定

POINT !
抬腳時要先啓動腹部
肌肉，不要急著把膝
蓋抬高

POINT !
腰部臀部持續出力
上抬，不要下沉

捲腹
促進腹直肌腺性收縮,鍛鍊上腹,
有助改善上腹脂肪堆積與胃凸狀態。

⏱ 15 下為 1 組,建議做 3 組,組間休息 20 秒

1 起始動作。平躺於地上,腰背貼地,
雙腳膝蓋彎曲踩地。手臂交叉輕放
於胸前(不需要用力抱胸)。

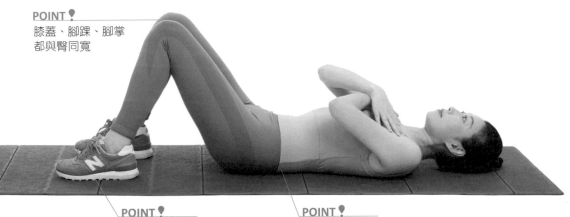

POINT
膝蓋、腳踝、腳掌
都與臀同寬

POINT
腳掌離臀部約
一個腳掌距離

POINT
腰部貼地,
不要刻意拱腰

2 收緊腹部，帶動上半身往斜前方抬起，讓肋骨下緣往肚臍靠近，肩膀與上背稍微離開地面。

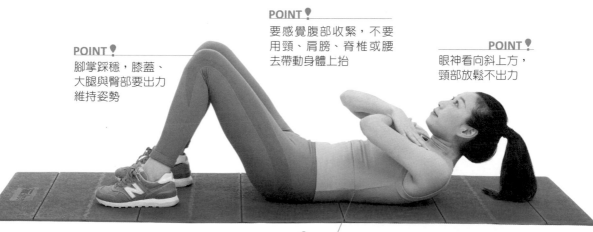

POINT
腳掌踩穩，膝蓋、
大腿與臀部要出力
維持姿勢

POINT
要感覺腹部收緊，不要
用頸、肩膀、脊椎或腰
去帶動身體上抬

POINT
眼神看向斜上方，
頸部放鬆不出力

POINT
腰部貼地，
不要刻意拱腰

NG

出力錯誤，壓迫頸椎
過程中要專注在腹部肌肉收縮，不要為了抬高肩膀或上背，刻意把脖子往上抬。這樣反而會造成頸椎壓迫。

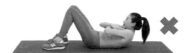

核心訓練 11

空中腳踏車

最容易開始的核心訓練動作，
尤其會運用到腹肌與骨盆旁的髂腰肌。

⏱ 30 秒為 1 組，建議做 3 組，組間休息 20 秒

1 起始動作。平躺於地上，腰背貼地，
雙腳膝蓋彎曲踩地。手臂交叉輕放
於胸前（不需要用力抱胸）。再將
肩膀與上背抬離地面。

POINT
腹部出力把肩背往上抬
（不是用肩頸的力量）

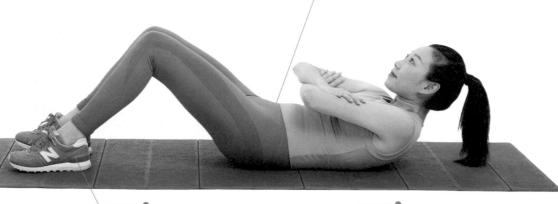

POINT
腳跟與臀距離約
1 至 1.5 個腳掌寬度

POINT
建議躺在鋪瑜珈墊的地板，
偏軟的床可能會使脊椎受傷

2 右腳出力往腹部方向，並讓膝蓋碰
觸到手肘，左腳則同步要往斜上方
伸直。左右腳連續且輪流進行。

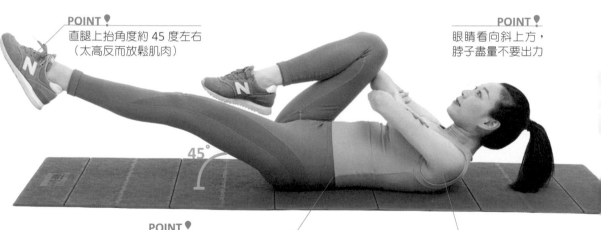

POINT
直腿上抬角度約 45 度左右
（太高反而放鬆肌肉）

POINT
眼睛看向斜上方，
脖子盡量不要出力

45°

POINT
過程中，下背、臀部都要貼地
（想像肚臍向下找地板）

POINT
核心收緊，維持上半身
穩定與肩背上抬高度

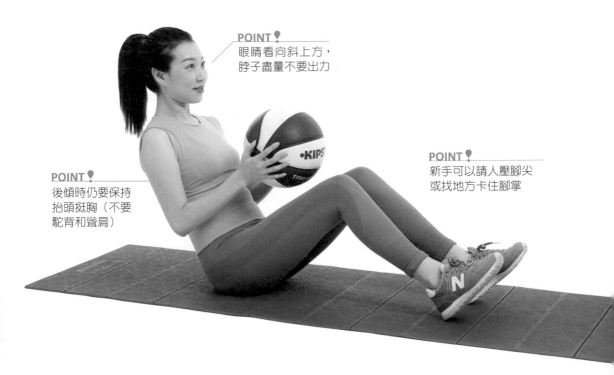

核心訓練 12

俄羅斯轉體 有效訓練腹外斜肌（側腹）的動作，
有助於雕塑腰部曲線、強化核心穩定性。

⏱ 30 秒為 1 組，建議做 3 組，組間休息 20 秒

1 起始動作。臀部坐於地面上，彎曲膝蓋，腳跟點地。收緊腹部與背部肌群，再把上半身微向後傾。雙手拿重物做加強。

POINT ❗
眼睛看向斜上方，
脖子盡量不要出力

POINT ❗
新手可以請人壓腳尖
或找地方卡住腳掌

POINT ❗
後傾時仍要保持
抬頭挺胸（不要
駝背和聳肩）

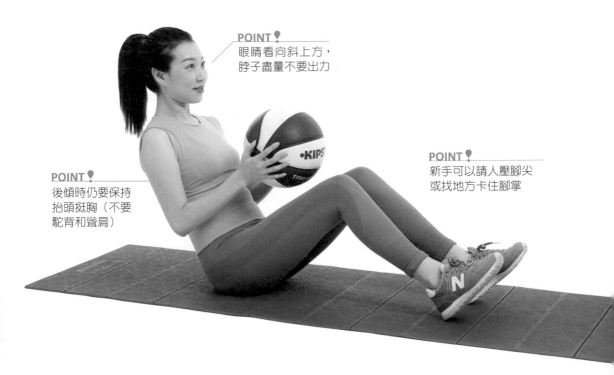

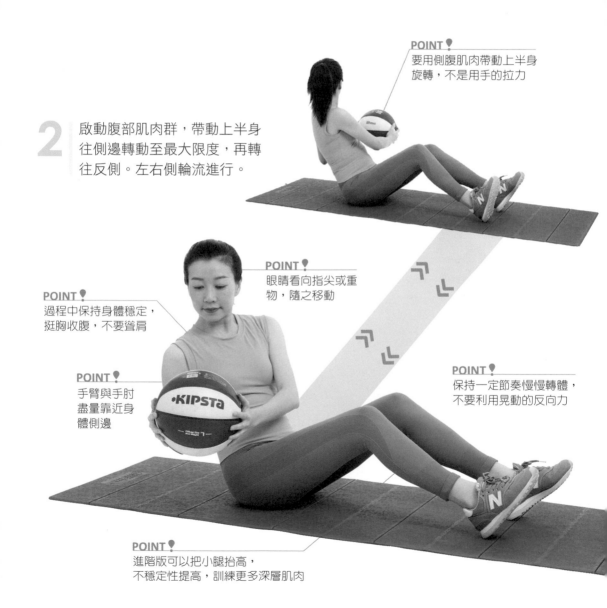

POINT
要用側腹肌肉帶動上半身
旋轉，不是用手的拉力

2 啟動腹部肌肉群，帶動上半身
往側邊轉動至最大限度，再轉
往反側。左右側輪流進行。

POINT
眼睛看向指尖或重
物，隨之移動

POINT
過程中保持身體穩定，
挺胸收腹，不要聳肩

POINT
手臂與手肘
盡量靠近身
體側邊

POINT
保持一定節奏慢慢轉體，
不要利用晃動的反向力

POINT
進階版可以把小腿抬高，
不穩定性提高，訓練更多深層肌肉

坐姿 U 型抬腿

這個動作能鍛鍊下腹肌耐力。
雕塑腹部線條，改善小腹婆困擾。

⏱ 30 秒為 1 組，建議做 3 組，組間休息 20 秒

1 起始動作。臀部坐於地上，彎曲膝蓋，腳跟離
地，同時收緊腹部與背部肌群，上半身向後傾
斜約 **45** 度，並以手掌支撐、維持平衡。

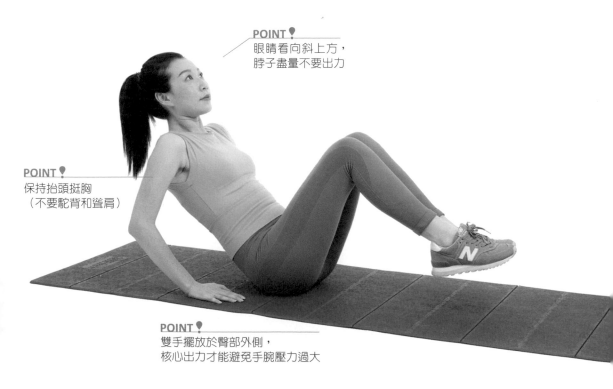

POINT❗
眼睛看向斜上方，
脖子盡量不要出力

POINT❗
保持抬頭挺胸
（不要駝背和聳肩）

POINT❗
雙手擺放於臀部外側，
核心出力才能避免手腕壓力過大

2 將雙腿往前伸直，上半身會自然再
後傾一些。利用下腹力量維持這個
動作約 **30** 秒，再回到 **STEP 1**。

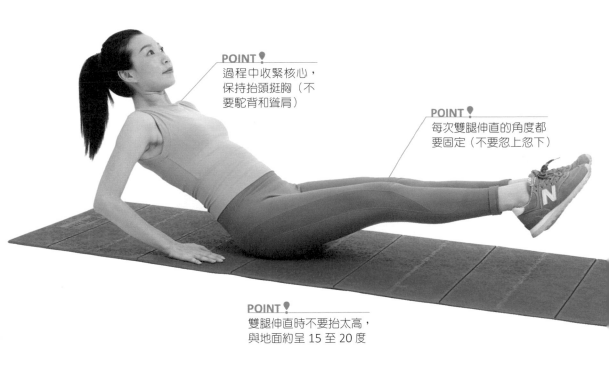

POINT
過程中收緊核心，
保持抬頭挺胸（不
要駝背和聳肩）

POINT
每次雙腿伸直的角度都
要固定（不要忽上忽下）

POINT
雙腿伸直時不要抬太高，
與地面約呈 15 至 20 度

核心訓練 14

反向捲腹

相較正向捲腹更能刺激到下腹肌肉。
有助雕塑腹部線條，改善小腹婆困擾。

⏱ 30 秒為 1 組，建議做 3 組，組間休息 20 秒

1 起始動作。平躺於地上，腰背貼地，
雙腳膝蓋彎曲踩地。手臂交叉輕放
於胸前（不需要用力抱胸）。

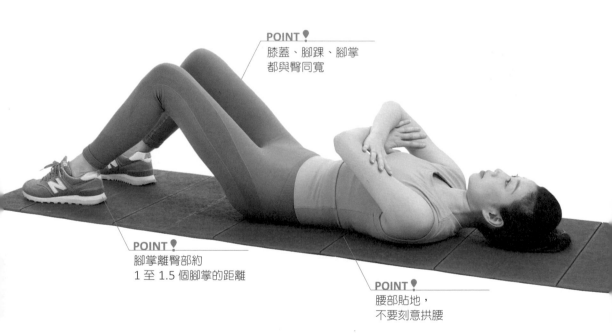

POINT❗
膝蓋、腳踝、腳掌
都與臀同寬

POINT❗
腳掌離臀部約
1 至 1.5 個腳掌的距離

POINT❗
腰部貼地，
不要刻意拱腰

2 頸部放鬆，利用肩背肌肉帶動上背
離地，同步用下腹力量將雙腳抬起，
並讓膝蓋慢慢往臉頰靠近。

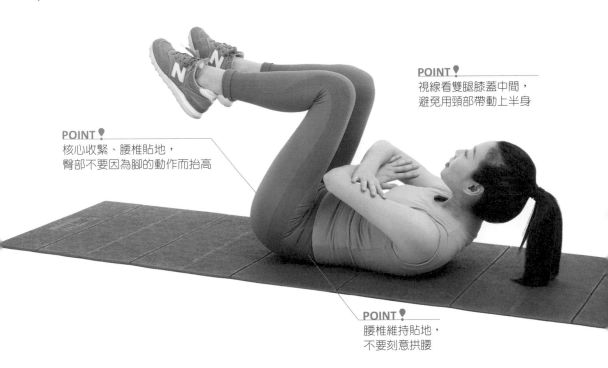

POINT !
視線看雙腿膝蓋中間，
避免用頸部帶動上半身

POINT !
核心收緊、腰椎貼地，
臀部不要因為腳的動作而抬高

POINT !
腰椎維持貼地，
不要刻意拱腰

核心訓練 15

反向左右捲腹

此動作更專注在單側腹肌的訓練與練習啟動核心，
有助雕塑腰部線條，改善小腹婆困擾。

⏱ 30 秒為 1 組，建議做 3 組，組間休息 20 秒

1 起始動作。平躺於地上，腰背貼地，雙手
自然置放下腹，雙腳膝蓋彎曲抬起，讓身
體與大腿、大腿與小腿都呈 **90** 度。

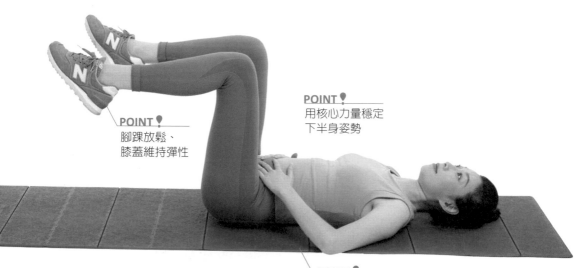

POINT
用核心力量穩定
下半身姿勢

POINT
腳踝放鬆、
膝蓋維持彈性

POINT
腰部貼地，
不要刻意拱腰

2 右腳維持不動，左腳腳跟輕踩地面後，
回到起始動作後，再換另一邊執行。不
需要做太快，正常速度即可。

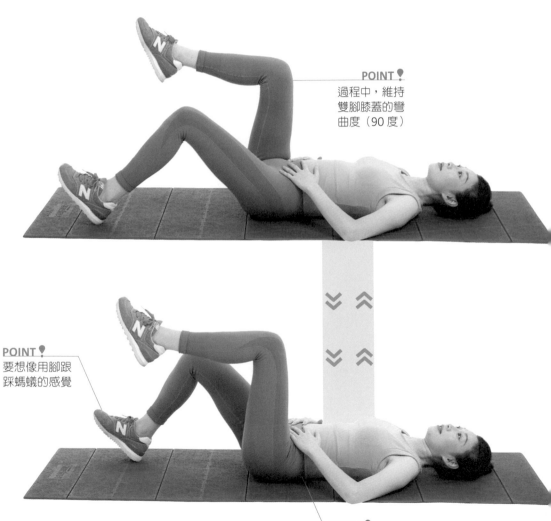

POINT！
過程中，維持
雙腳膝蓋的彎
曲度（90 度）

POINT！
要想像用腳跟
踩螞蟻的感覺

POINT！
腰部貼地，核心出力，
下半身才不會左右晃動

摸膝捲腹

此動作專注上側腹肌的訓練，
有助雕塑腹部線條，改善胃凸困擾。

⏱ 30 秒為 1 組，建議做 3 組，組間休息 20 秒

1 起始動作。平躺於地上，腰背貼地，
雙腳膝蓋彎曲踩地，雙手置放於大
腿前側根部。

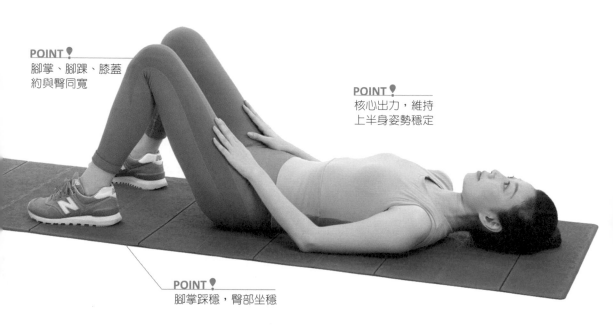

POINT
腳掌、腳踝、膝蓋
約與臀同寬

POINT
核心出力，維持
上半身姿勢穩定

POINT
腳掌踩穩，臀部坐穩

2 啟動上腹肌肉往肚臍方向捲，將肩膀與上
背抬高離地，雙手順勢沿著大腿前側摸到
膝蓋位置後，再慢慢回到起始動作。

POINT
肩背上抬時，膝蓋
維持原有寬度（不
要內夾或外翻）

POINT
用核心帶動
肩膀上抬

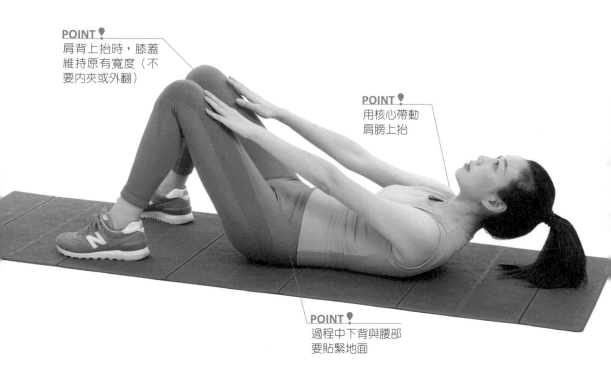

POINT
過程中下背與腰部
要貼緊地面

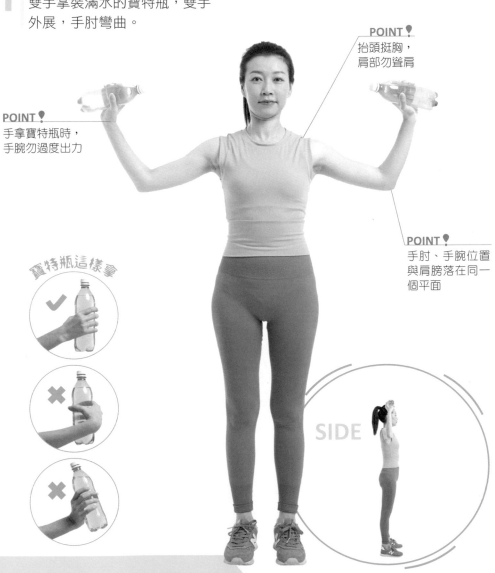

上肢訓練 1

寶特瓶舉重

此動作專注上肢肩背部肌群的訓練，
有助雕塑肩部上臂線條，維持肩部活動度。

⏱ 15 下為 1 組，建議做 3 組，組間休息 20 秒

1 起始動作。雙腳站立於地面，
雙手拿裝滿水的寶特瓶，雙手
外展，手肘彎曲。

POINT❗
抬頭挺胸，
肩部勿聳肩

POINT❗
手拿寶特瓶時，
手腕勿過度出力

POINT❗
手肘、手腕位置
與肩膀落在同一
個平面

寶特瓶這樣拿

✔

✘

✘

SIDE

2 抬頭挺胸，收緊核心後，將
肩膀向上推，順勢將寶特瓶
往上舉至超過頭部。

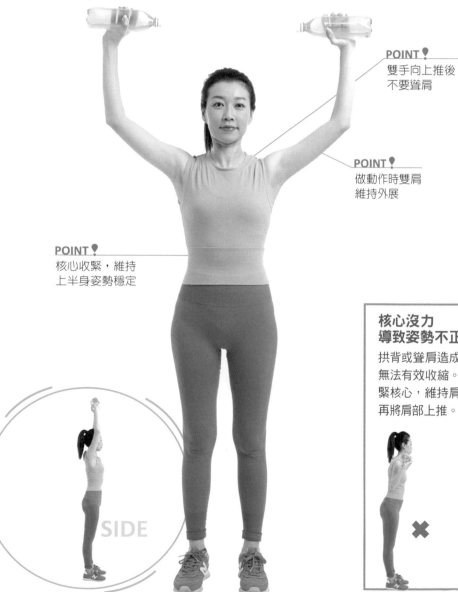

POINT
雙手向上推後，
不要聳肩

POINT
做動作時雙肩
維持外展

POINT
核心收緊，維持
上半身姿勢穩定

SIDE

NG

核心沒力
導致姿勢不正確

拱背或聳肩造成肩部肌肉
無法有效收縮。記得先收
緊核心，維持肩膀外展後
再將肩部上推。

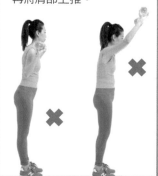

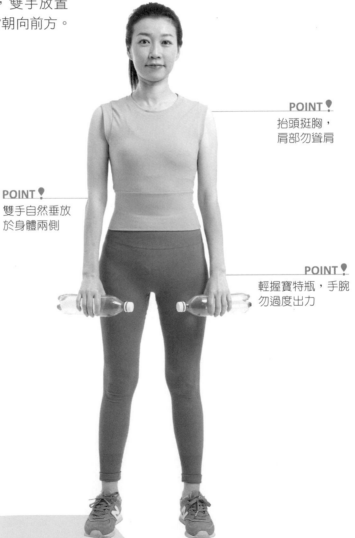

上肢訓練 2

肩平舉

專注肩部三角肌與上胸部的訓練，
有助增加肩部肌力，改善關節靈活度。

⏱ 15 下為 1 組，建議做 3 組，組間休息 20 秒

1 起始動作。雙腳站立於地面，抬頭挺胸，雙手拿穩裝水的寶特瓶，雙手放置身體兩旁，手背朝向前方。

POINT！
抬頭挺胸，
肩部勿聳肩

POINT！
雙手自然垂放
於身體兩側

寶特瓶這樣拿

POINT！
輕握寶特瓶，手腕
勿過度出力

2 先收緊核心、抬頭挺胸，並將雙肩外展後，再將肩膀往上抬，手肘順勢彎曲，手掌掌面朝向下方，將寶特瓶由下往上拉。

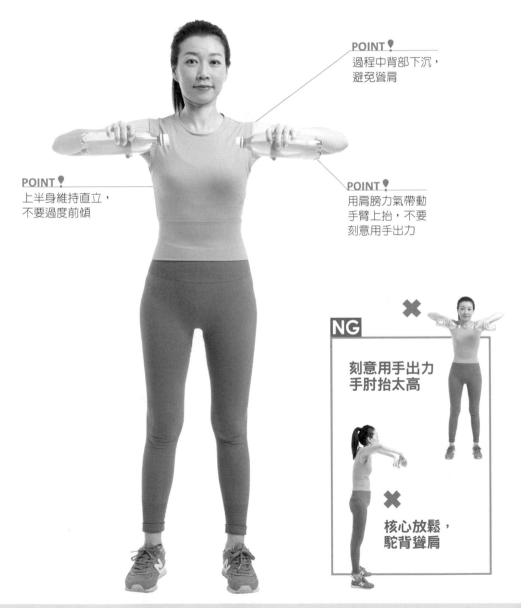

POINT !
過程中背部下沉，
避免聳肩

POINT !
上半身維持直立，
不要過度前傾

POINT !
用肩膀力氣帶動
手臂上抬，不要
刻意用手出力

NG ✖
刻意用手出力
手肘抬太高

✖
核心放鬆，
駝背聳肩

反向飛鳥夾背

專注中背部與後肩的訓練，
有助於改善肩頸僵硬與痠痛。

⏱ 15 下為 1 組，建議做 3 組，組間休息 20 秒

1 起始動作。雙腳與肩同寬站穩後，臀部
往後推，膝蓋微彎，背部保持平直，雙
手曲肘拿著寶特瓶置於身體兩旁。

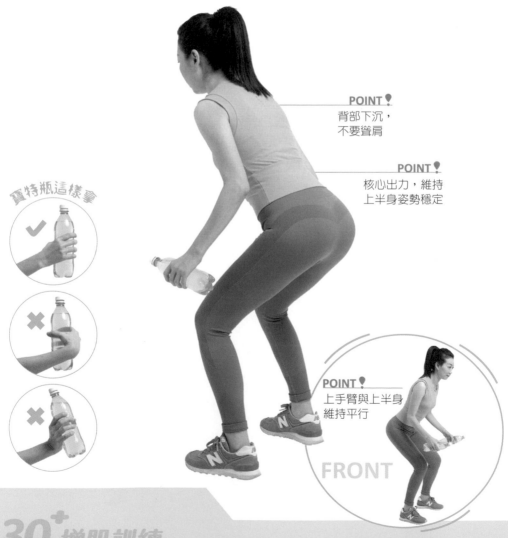

寶特瓶這樣拿

✔

✘

✘

POINT !
背部下沉，
不要聳肩

POINT !
核心出力，維持
上半身姿勢穩定

POINT !
上手臂與上半身
維持平行

FRONT

2 將肩膀外展後向後側展開，使兩側肩胛骨
往脊椎靠攏，讓中背部肌肉參與更多。

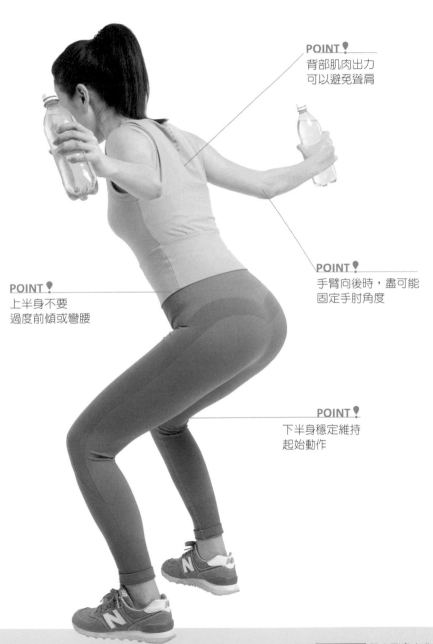

POINT！
背部肌肉出力
可以避免聳肩

POINT！
手臂向後時，盡可能
固定手肘角度

POINT！
上半身不要
過度前傾或彎腰

POINT！
下半身穩定維持
起始動作

單臂划船

專注肩部與背部的訓練，
有助雕塑肩背部線條，改善肩部活動度。

⏱ 左右各 15 下為 1 組，建議做 3 組，組間休息 20 秒

1 起始動作。雙腳前後站，身體向前傾，
（非訓練側）單手扶固定物，腳向前站
並微彎膝蓋，（訓練側）另一腳向後伸
直，手輕握寶特瓶。

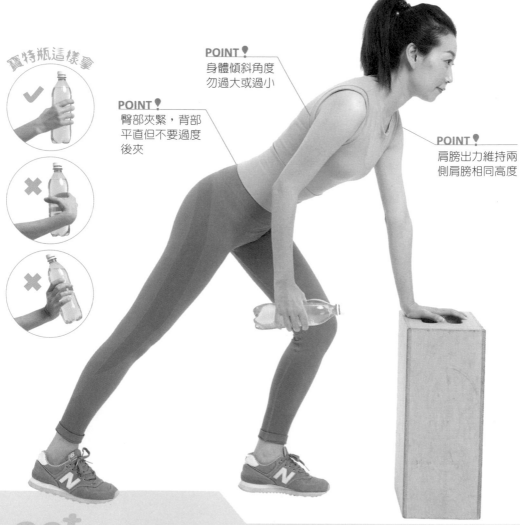

寶特瓶這樣拿

POINT❗
身體傾斜角度
勿過大或過小

POINT❗
臀部夾緊，背部
平直但不要過度
後夾

POINT❗
肩膀出力維持兩
側肩膀相同高度

2 肩胛骨先收緊，持寶特瓶的
手將手肘向後拉高，讓手腕
接近髖骨高度。稍微停留再
回到起始動作。

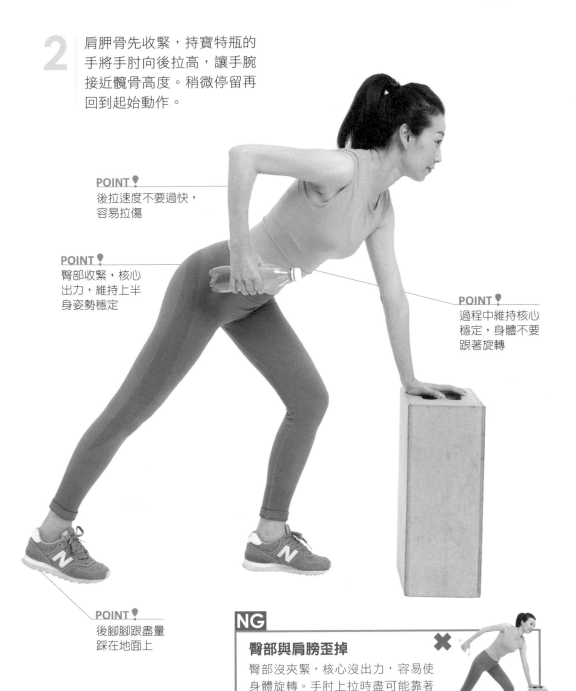

POINT !
後拉速度不要過快，
容易拉傷

POINT !
臀部收緊，核心
出力，維持上半
身姿勢穩定

POINT !
過程中維持核心
穩定，身體不要
跟著旋轉

POINT !
後腳腳跟盡量
踩在地面上

NG ✖

臀部與肩膀歪掉
臀部沒夾緊，核心沒出力，容易使
身體旋轉。手肘上拉時盡可能靠著
身體往上，可以避免手腕出力太多。

臥推

此動作專注上胸與肩部的訓練，
有助雕塑肩部與上胸線條，維持肩關節穩定。

⏱ 15 下為 1 組，建議做 3 組，組間休息 20 秒

1 起始動作。平躺於地上，腰背貼地，
雙腳膝蓋彎曲踩地，雙肘彎曲，雙手
拿穩寶特瓶，雙肩外展，上手臂自然
置放於肩膀兩旁。

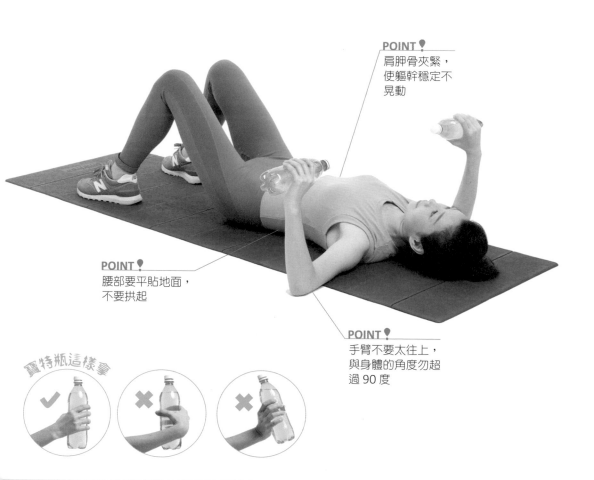

POINT
肩胛骨夾緊，
使軀幹穩定不
晃動

POINT
腰部要平貼地面，
不要拱起

POINT
手臂不要太往上，
與身體的角度勿超
過 90 度

寶特瓶這樣拿

✔ ✘ ✘

2 雙手慢慢地往向上推（想像
手腕由下而上各畫一個半
圓），直到雙手高度平行，
肩、肘、手腕垂直於地面。

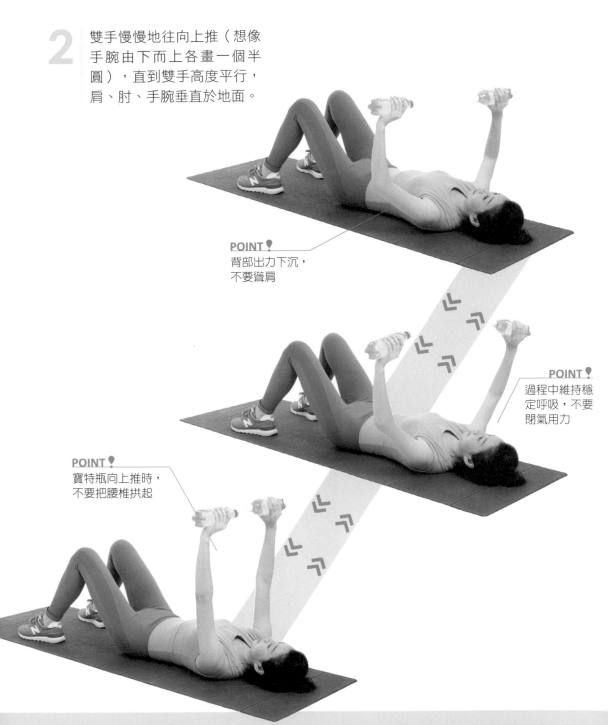

POINT
背部出力下沉，
不要聳肩

POINT
過程中維持穩
定呼吸，不要
閉氣用力

POINT
寶特瓶向上推時，
不要把腰椎拱起

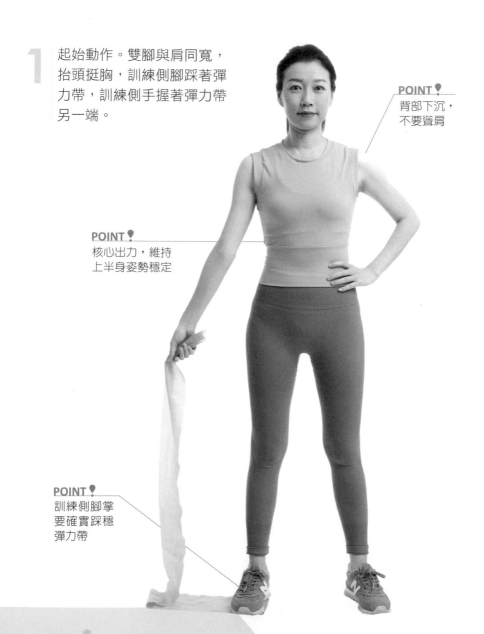

上肢訓練 6

單側肩平舉

此動作專注肩部肌群的訓練，
有助於雕塑肩部與上臂的線條。

🕐 左右各 15 下為 1 組，建議做 3 組，組間休息 20 秒

1 起始動作。雙腳與肩同寬，
抬頭挺胸，訓練側腳踩著彈
力帶，訓練側手握著彈力帶
另一端。

POINT❗
背部下沉，
不要聳肩

POINT❗
核心出力，維持
上半身姿勢穩定

POINT❗
訓練側腳掌
要確實踩穩
彈力帶

30⁺ 增肌訓練

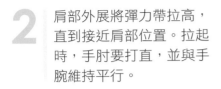
2 肩部外展將彈力帶拉高，直到接近肩部位置。拉起時，手肘要打直，並與手腕維持平行。

POINT 核心出力，維持身體姿勢穩定

POINT 若無法拉到肩部，可以拉到最緊的位置或換一條輕量的彈力帶

POINT 另一手輕扶側腰，有助保持上半身平衡

NG
手舉太高、身體代償出力
刻意拉高可能會使軀幹代償出力，反而沒有使用到肩部肌肉群。

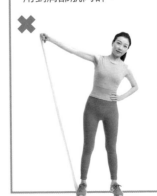

PART4 增肌訓練還等什麼，65 個動作馬上開始！

上肢訓練 6 單側肩平舉　221

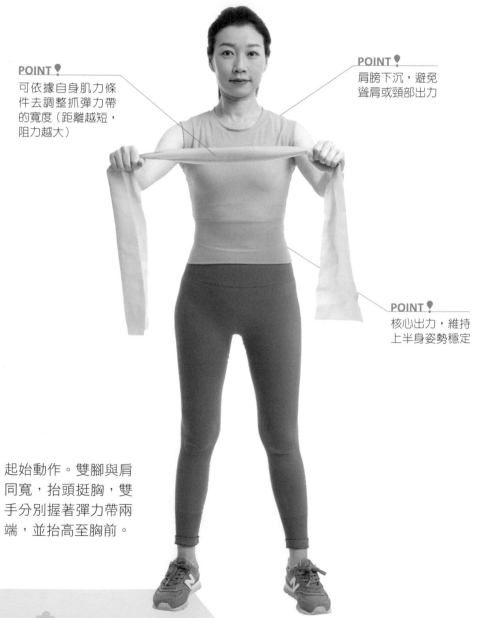

上肢訓練 7

站姿擴胸
此動作專注前後肩背部的訓練，改善肩頸酸痛與圓肩的困擾。

⏱ 15 下為 1 組，建議做 3 組，組間休息 20 秒

POINT !
可依據自身肌力條件去調整抓彈力帶的寬度（距離越短，阻力越大）

POINT !
肩膀下沉，避免聳肩或頸部出力

POINT !
核心出力，維持上半身姿勢穩定

1 起始動作。雙腳與肩同寬，抬頭挺胸，雙手分別握著彈力帶兩端，並抬高至胸前。

30⁺ 增肌訓練

2 將緊握彈力帶的雙手，向外側拉開，
過程中要感覺胸部往前往外擴，肩胛
骨則是向後夾緊。

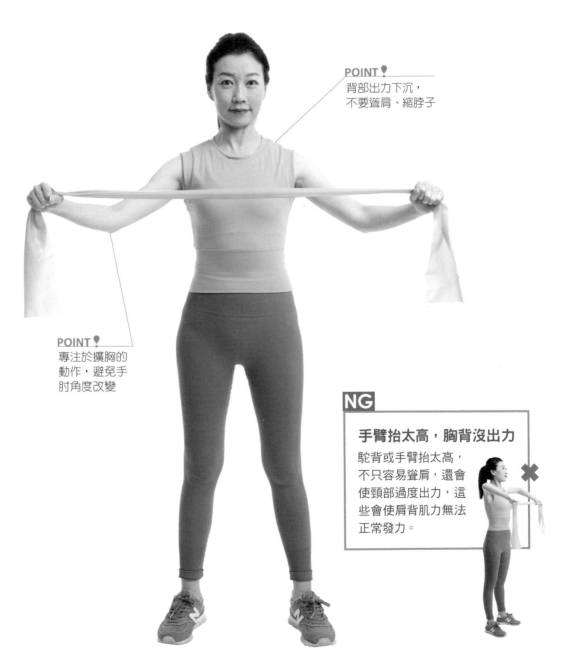

POINT
背部出力下沉，
不要聳肩、縮脖子

POINT
專注於擴胸的
動作，避免手
肘角度改變

NG

手臂抬太高，胸背沒出力

駝背或手臂抬太高，
不只容易聳肩，還會
使頸部過度出力，這
些會使肩背肌力無法
正常發力。

肩上平拉

此動作專注肩部與背部的訓練,
有助雕塑肩背部的線條。

⏱ 15 下為 1 組,建議做 3 組,組間休息 20 秒

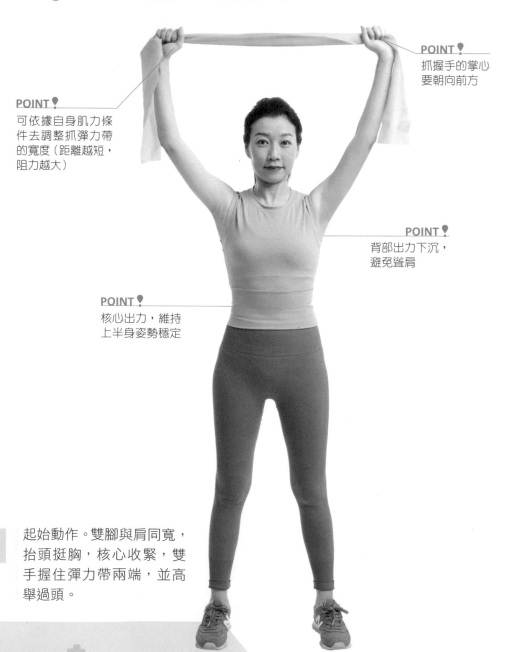

POINT!
抓握手的掌心
要朝向前方

POINT!
可依據自身肌力條
件去調整抓彈力帶
的寬度(距離越短,
阻力越大)

POINT!
背部出力下沉,
避免聳肩

POINT!
核心出力,維持
上半身姿勢穩定

1 起始動作。雙腳與肩同寬,
抬頭挺胸,核心收緊,雙
手握住彈力帶兩端,並高
舉過頭。

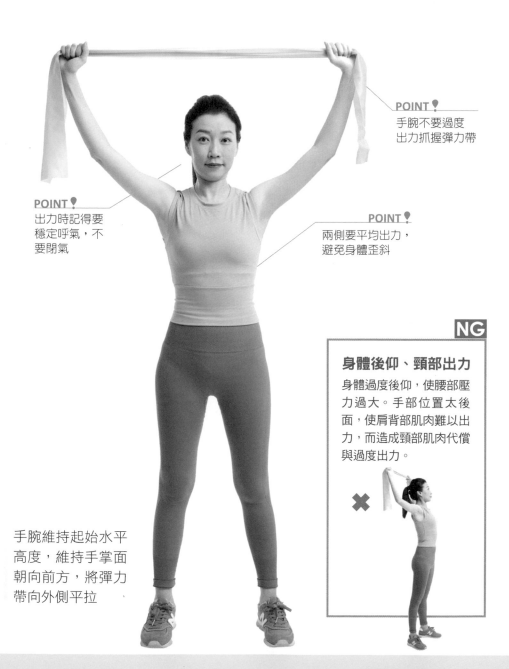

POINT !
手腕不要過度
出力抓握彈力帶

POINT !
出力時記得要
穩定呼氣，不
要閉氣

POINT !
兩側要平均出力，
避免身體歪斜

NG

身體後仰、頸部出力

身體過度後仰，使腰部壓
力過大。手部位置太後
面，使肩背部肌肉難以出
力，而造成頸部肌肉代償
與過度出力。

✖

2 手腕維持起始水平
高度，維持手掌面
朝向前方，將彈力
帶向外側平拉

肩下平拉
此動作專注肩部背部的訓練，有助於雕塑肩部與背部的線條。

⏱ 15 下為 1 組，建議做 3 組，組間休息 20 秒

1 起始動作。雙腳與肩同寬，抬頭挺胸，雙手握住彈力帶兩端，並將手背朝向前方，置於身體前側。

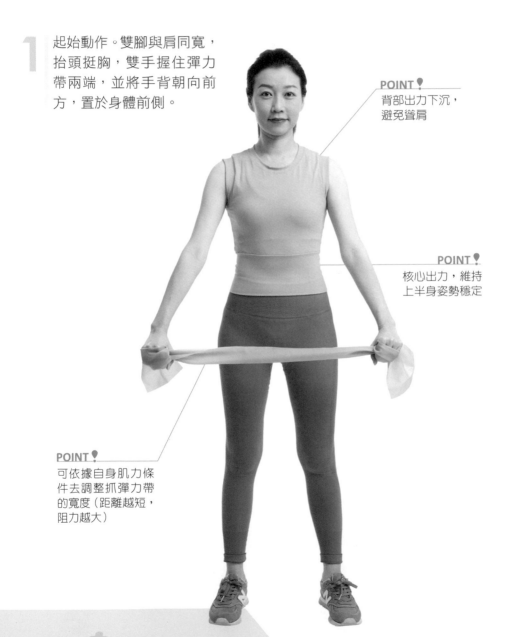

POINT❗
背部出力下沉，避免聳肩

POINT❗
核心出力，維持上半身姿勢穩定

POINT❗
可依據自身肌力條件去調整抓彈力帶的寬度（距離越短，阻力越大）

2 手腕維持起始水平高度，維持手掌面
朝向前方，將彈力帶向外側平拉。

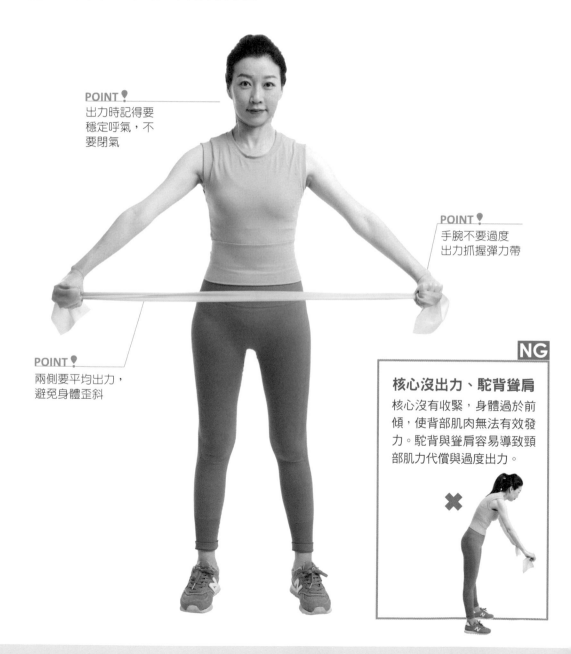

POINT
出力時記得要
穩定呼氣，不
要閉氣

POINT
手腕不要過度
出力抓握彈力帶

POINT
兩側要平均出力，
避免身體歪斜

NG

核心沒出力、駝背聳肩
核心沒有收緊，身體過於前
傾，使背部肌肉無法有效發
力。駝背與聳肩容易導致頸
部肌力代償與過度出力。

❌

站姿胸推

著重在胸大肌、肱三頭肌的訓練，
有助雕塑掰掰袖，改善副乳問題。

15 下為 1 組，建議做 3 組，組間休息 20 秒

1 起始動作。雙手握住彈力帶兩端，
置於背部、肩膀下方位置。抬頭
挺胸，雙腳與肩同寬站立，腳掌
微向外開 **15** 度。

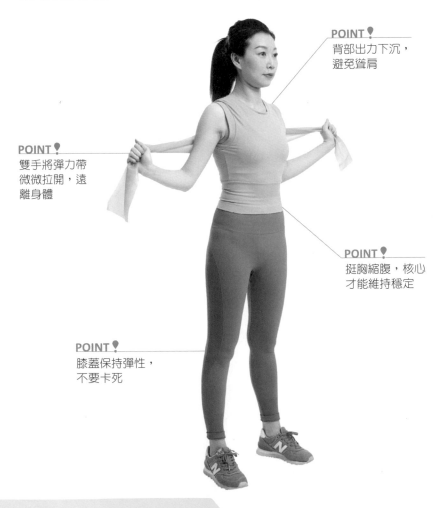

POINT
背部出力下沉，
避免聳肩

POINT
雙手將彈力帶
微微拉開，遠
離身體

POINT
挺胸縮腹，核心
才能維持穩定

POINT
膝蓋保持彈性，
不要卡死

2 將彈力帶從身體兩側往前側拉，
拉至手腕與肩同寬。

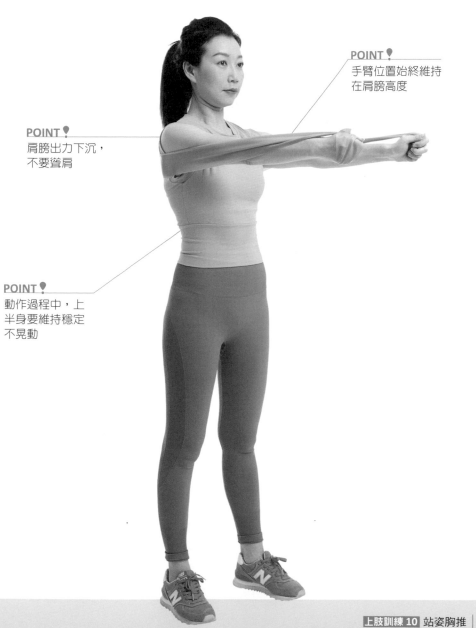

POINT
手臂位置始終維持
在肩膀高度

POINT
肩膀出力下沉，
不要聳肩

POINT
動作過程中，上
半身要維持穩定
不晃動

雙臂划船

專注於手臂及背部肌群的訓練，有助於改善肩頸痠痛與不適。

⏱ 15 下為 1 組，建議做 3 組，組間休息 20 秒

1 起始動作。雙腳與骨盆同寬，雙腳腳掌採在彈力帶的中段，雙手緊握彈力帶兩端。膝蓋微彎，身體微向前請但要抬頭挺胸，雙眼直視前方。

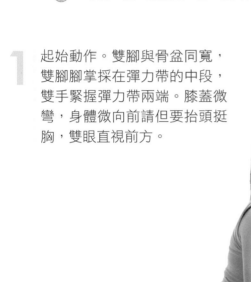

POINT❗
核心出力，維持上半身姿勢穩定

POINT❗
腳掌踩穩，臀部向後向下坐穩

POINT❗
腳掌、腳踝、膝蓋約與臀同寬

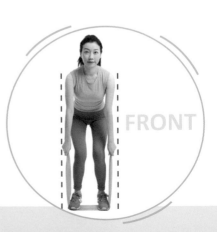

FRONT

2 由手肘帶動雙手向後向上拉，約拉手腕靠近骨盆的高度。

POINT
肩膀出力下沉，
不要聳肩

POINT
手肘向斜後
方頂的感覺

POINT
過程中，除了手之外，
身體要維持不動

NG

身體太前傾、刻意手出力

容易發生在肌力不足、阻力過大、姿勢不正確時，身體前傾與雙手過度出力的代償動作，不只沒能鍛鍊到背部肌群，還可能造成運動傷害。

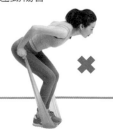

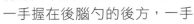
單臂屈伸（掰掰袖）

此動作專注肱三頭肌的訓練，
有助雕塑手臂，跟掰掰袖說再見。

⏱ 左右各 15 下為 1 組，建議做 3 組，組間休息 20 秒

1 起始動作。雙腳與肩同寬站立，
將彈力帶放垂放於身體後側，
一手握在後腦勺的後方，一手
握在腰部位置。

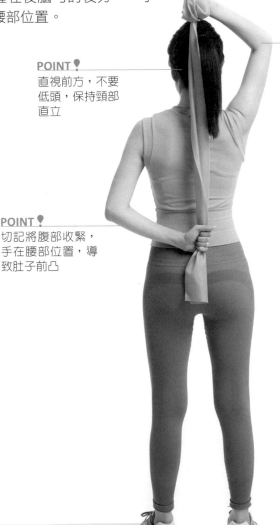

POINT❗
手肘位置擺放在
耳朵旁邊

POINT❗
直視前方，不要
低頭，保持頸部
直立

POINT❗
切記將腹部收緊，
手在腰部位置，導
致肚子前凸

2 穩定核心後，下方維持不動，上方手垂直往上方拉，直到手臂伸直。

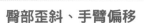

POINT
手臂貼緊耳邊，
不要向外張開

POINT
頸部直立，
肩膀下沉，
不要駝背

POINT
核心出力，維持
上半身姿勢穩定

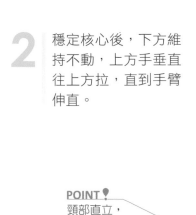

NG

臀部歪斜、手臂偏移

不要為了將彈力帶拉開而
刻意用手去出力，否則會
有身體側彎、手部偏移的
代償動作，變成利用身體
位移來撐開彈力帶。

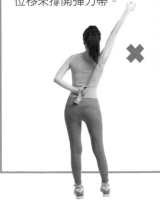

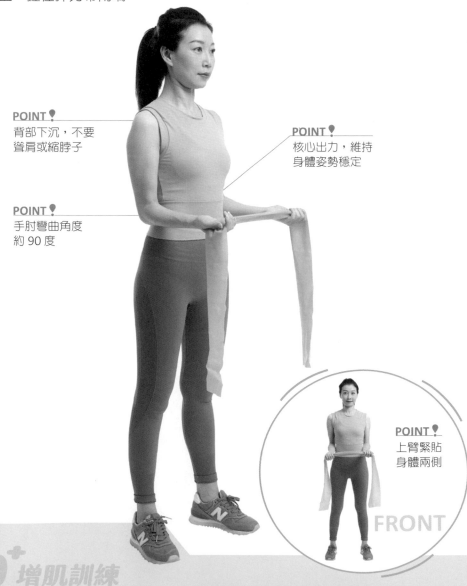

肩外旋訓練

增加肩部穩定性與活動度,
改善肩夾擠症候群等問題。

⏱ 左右各 15 下為 1 組,建議做 3 組,組間休息 20 秒

1 起始動作。抬頭挺胸,雙腳與
肩同寬。雙手手肘彎曲,掌心
朝上,握住彈力帶兩端。

POINT
背部下沉,不要
聳肩或縮脖子

POINT
核心出力,維持
身體姿勢穩定

POINT
手肘彎曲角度
約 90 度

POINT
上臂緊貼
身體兩側

FRONT

增肌訓練還等什麼，
65 個動作馬上開始！

2 維持上臂緊貼身體兩
側、掌心朝上，僅前
臂向外拉開彈力帶。

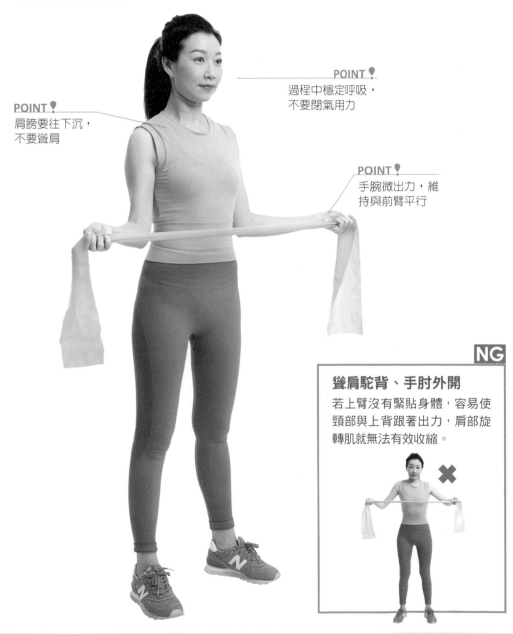

POINT
過程中穩定呼吸，
不要閉氣用力

POINT
肩膀要往下沉，
不要聳肩

POINT
手腕微出力，維
持與前臂平行

NG

聳肩駝背、手肘外開

若上臂沒有緊貼身體，容易使
頸部與上背跟著出力，肩部旋
轉肌就無法有效收縮。

站姿轉體

雕塑腹部線條與增進上肢肌力，改善軀幹旋轉的靈活度。

⏱ 左右各 15 下為 1 組，建議做 3 組，組間休息 20 秒

1 起始動作。雙腳與肩同寬，一側腳掌踩穩彈力帶，並將身體旋轉至該側，以雙手抓握彈力帶另一端。

POINT❗
注意兩側肩膀高度相同，不要聳肩

POINT❗
雙手緊握彈力帶，避免過程中滑落

POINT❗
核心出力，維持上半身姿勢穩定

2 將身體往對側轉。轉體時，手肘打直並持續拉住彈力帶，讓身體盡可能往對角線方向轉，頭部頸部自然朝向旋轉的方向。

POINT
彈力帶會在身體前方
形成對角線

POINT
下背持續出力下沉，
避免聳肩

POINT
臀腿要出力維持，
骨盆盡可能不要跟
著轉動

NG

上半身後傾、膝蓋彎曲

身體後傾過多會使核心
與上肢無法有效發力，
也會讓腰部壓力增加，
甚至造成疼痛的情形。

✖

下肢訓練 1

徒手深蹲
此動作是全方位鍛鍊的動作
可以訓練到臀、腿、腰腹等肌群。

⏱ 15-20 下為 1 組，建議做 3 組，組間休息 20 秒

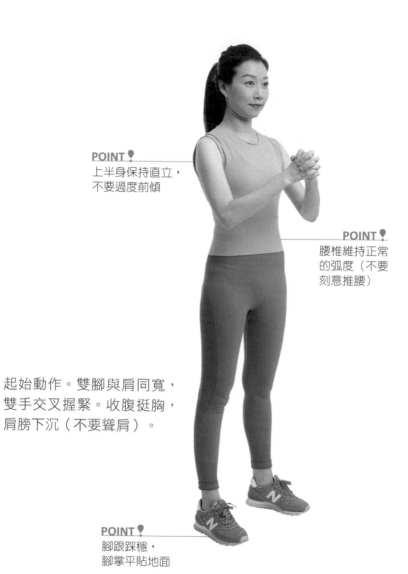

POINT
上半身保持直立，
不要過度前傾

POINT
腰椎維持正常
的弧度（不要
刻意推腰）

1 起始動作。雙腳與肩同寬，
雙手交叉握緊。收腹挺胸，
肩膀下沉（不要聳肩）。

POINT
腳跟踩穩，
腳掌平貼地面

2 將身體重心放在腳掌中央後，腰背打直，臀部縮緊，想像坐椅子的感覺，慢慢往下蹲。

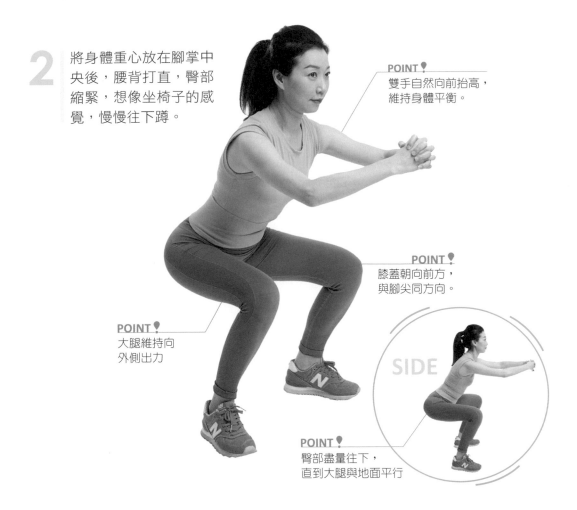

POINT 雙手自然向前抬高，維持身體平衡。

POINT 膝蓋朝向前方，與腳尖同方向。

POINT 大腿維持向外側出力

SIDE

POINT 臀部盡量往下，直到大腿與地面平行

進階版

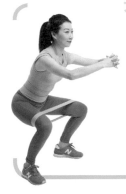

若動作已經很到位，可將彈力帶綁在雙腳大腿（接近膝蓋的位置）增加強度，但要留意下蹲時大腿出力往外開，不要內夾。

NG

膝蓋內夾、上半身過度前傾

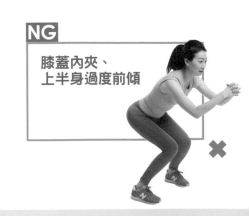

✗

前後分腿蹲

集中在核心與下肢的訓練
鍛鍊雙腿肌力與促進下肢平衡。

左右各 15 下為 1 組,建議做 3 組,組間休息 20 秒

1 起始動作。雙腳踩前後站,前腳膝蓋稍微彎曲,後腳伸直,雙手交叉握緊,放在胸前。

POINT
背部下沉,頸部放鬆,不要聳肩

POINT
核心出力穩定,讓上半身維持直立,勿過度前傾或後仰

POINT
身體重心放在前腳,腳掌要踩穩

30⁺ 增肌訓練

2 臀肌收緊向下時，雙腳順勢下蹲，下蹲過程膝蓋要朝向前方（避免膝蓋內夾）。蹲至前後腳膝蓋呈 **90** 度後略停留，接著前腳出力，回到起始動作。

POINT
身體保持直立，避免
上半身過度前傾或後仰

POINT
手肘靠近身體，
可以維持平衡

POINT
前腳小腿與
後腳大腿與地面垂直

進階版

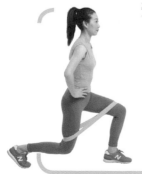

若動作已經很到位，可將彈力帶綁在雙腳大腿增加強度。雙手輕放於側腰，能使上半身更穩定。

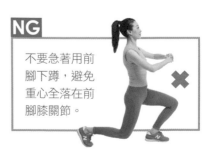

NG

不要急著用前腳下蹲，避免重心全落在前腳膝關節。

下肢訓練 3

側蹲
專注在臀肌、大腿前後側肌群的訓練，增加下肢肌力與側向移動的能力。

⏱ 左右各 15 下為 1 組，建議做 3 組，組間休息 20 秒

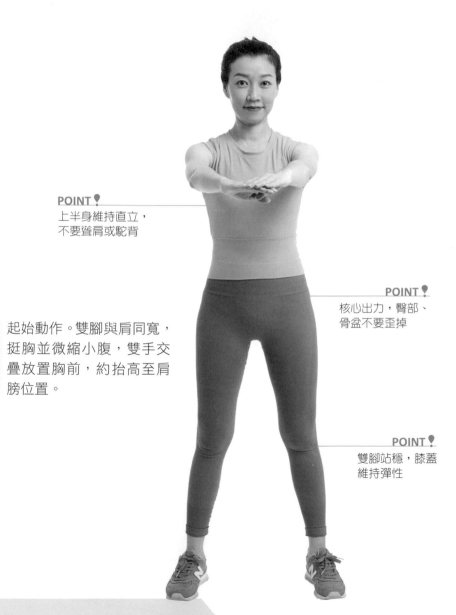

POINT !
上半身維持直立，
不要聳肩或駝背

POINT !
核心出力，臀部、
骨盆不要歪掉

POINT !
雙腳站穩，膝蓋
維持彈性

1 起始動作。雙腳與肩同寬，挺胸並微縮小腹，雙手交疊放置胸前，約抬高至肩膀位置。

2 核心收緊後，右腳向右輕跨一步。
上半身順勢前傾讓重心向後推，
彎曲右腳膝蓋慢慢下蹲。蹲到極
限位置後，回到起始動作。

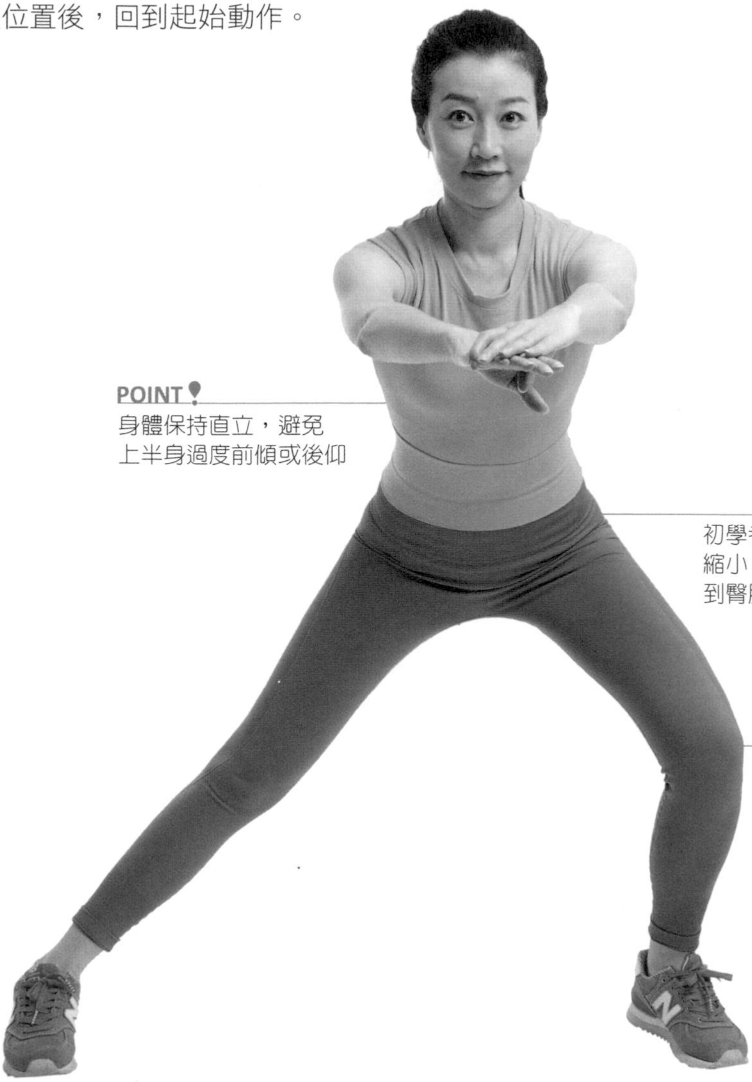

POINT
身體保持直立，避免
上半身過度前傾或後仰

POINT
初學者下蹲幅度可
縮小，有感覺刺激
到臀肌即可

POINT
彎曲腳膝蓋維
持向外出力，
避免內夾。

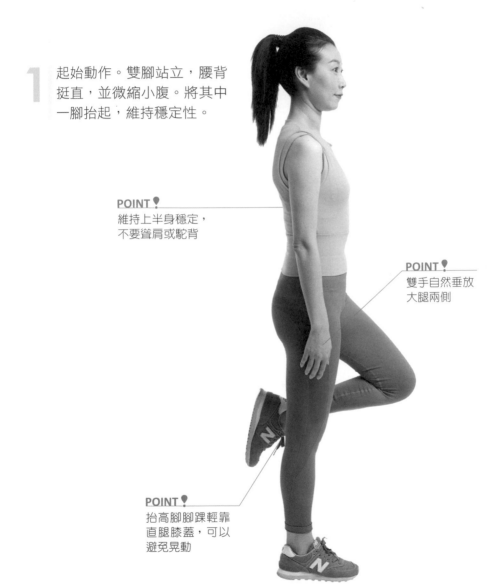

下肢訓練 4

單側踮腳

此動作專注在小腿肌的訓練，
同步增加平衡能力、改善循環。

⏱ 左右各 20 下為 1 組，建議做 3 組，組間休息 20 秒

1 起始動作。雙腳站立，腰背
挺直，並微縮小腹。將其中
一腳抬起，維持穩定性。

POINT!
維持上半身穩定，
不要聳肩或駝背

POINT!
雙手自然垂放
大腿兩側

POINT!
抬高腳腳踝輕靠
直腿膝蓋，可以
避免晃動

2 微縮小腹的同時，將直腿的腳尖踮起。過程中，記得抬頭挺胸，維持身體直立、不歪斜。

POINT
彎曲腳放輕鬆，
刻意出力身體反而會不穩

初階版

POINT
過程中，小腿有
微酸感就行了

POINT
速度放慢，盡可能將腳尖踮
高。腳尖踮起「向上」，腳
掌不要旋轉或內翻

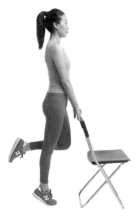

核心收緊能維持平衡，
避免身體晃動，但若平
衡感差或腳比較沒力的
人，安全起見，建議扶
椅子或矮櫃再進行訓練。

站姿後抬腿

專注在臀肌與大腿後側肌群，
雕塑臀部曲線，提升下肢活動度。

⏱ 左右各 20 下為 1 組，建議做 3 組，組間休息 20 秒

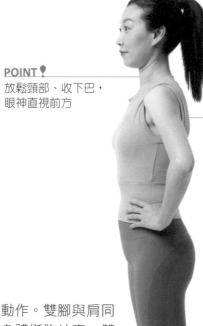

POINT
放鬆頸部、收下巴，
眼神直視前方

POINT
肩膀背部下沉，
不要聳肩或駝背

1 起始動作。雙腳與肩同
寬，身體挺胸站直，雙
手自然叉腰。

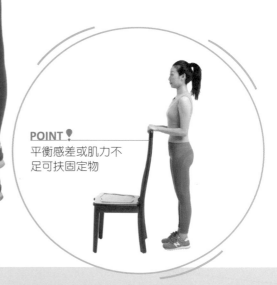

POINT
平衡感差或肌力不
足可扶固定物

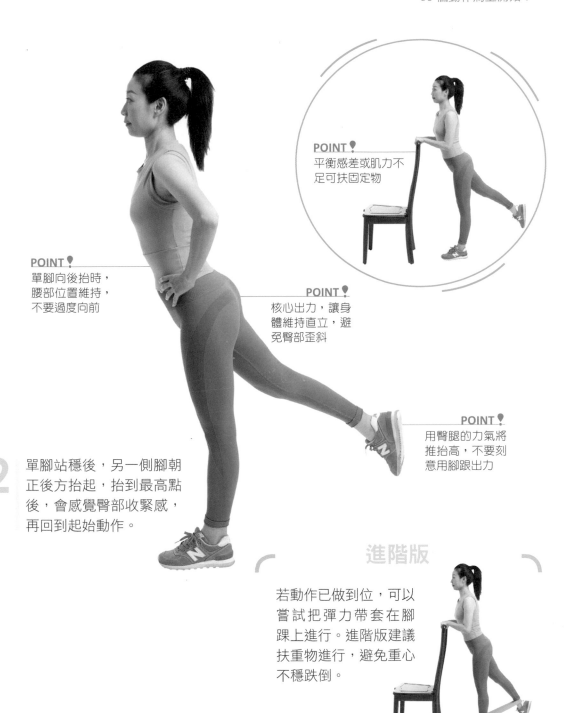

POINT
平衡感差或肌力不
足可扶固定物

POINT
單腳向後抬時，
腰部位置維持，
不要過度向前

POINT
核心出力，讓身
體維持直立，避
免臀部歪斜

POINT
用臀腿的力氣將
推抬高，不要刻
意用腳跟出力

2 單腳站穩後，另一側腳朝
正後方抬起，抬到最高點
後，會感覺臀部收緊感，
再回到起始動作。

進階版

若動作已做到位，可以
嘗試把彈力帶套在腳
踝上進行。進階版建議
扶重物進行，避免重心
不穩跌倒。

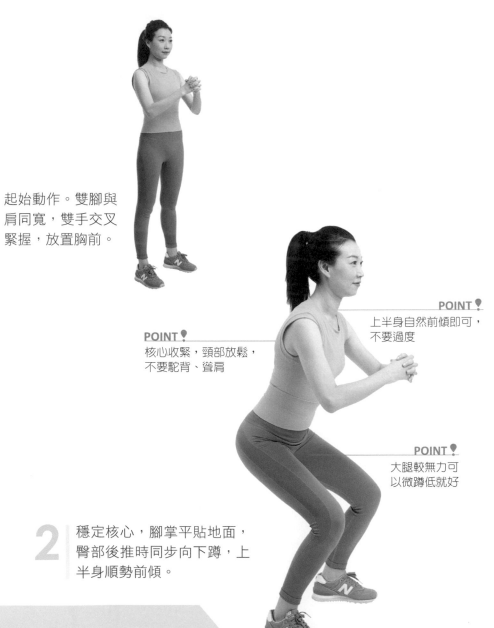

下肢訓練 6

螃蟹走路
專注在臀部、腰腹肌的訓練，
有助於雕塑臀部線條，提升骨盆穩定。

⏱ 左右各 12 至 15 下為 1 組，建議做 3 組，組間休息 20 秒

1 起始動作。雙腳與
肩同寬，雙手交叉
緊握，放置胸前。

POINT❗
上半身自然前傾即可，
不要過度

POINT❗
核心收緊，頸部放鬆，
不要駝背、聳肩

POINT❗
大腿較無力可
以微蹲低就好

2 穩定核心，腳掌平貼地面，
臀部後推時同步向下蹲，上
半身順勢前傾。

3 接著維持上半身穩定，向左向右
跨步。過程中，維持膝蓋彎曲，
臀部持續向後推向下蹲。

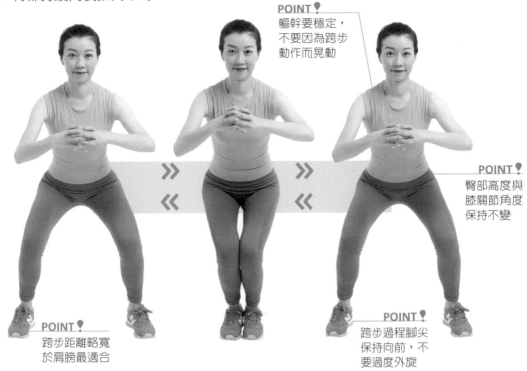

POINT!
軀幹要穩定，
不要因為跨步
動作而晃動

POINT!
臀部高度與
膝關節角度
保持不變

POINT!
跨步距離略寬
於肩膀最適合

POINT!
跨步過程腳尖
保持向前，不
要過度外旋

進階版

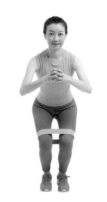

1

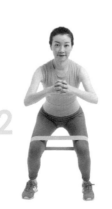

2

若動作已做到位，可以嘗試把彈力帶套在大腿、接近膝蓋的位置。
一開始先縮小步伐，等熟練後再慢慢加大跨距。

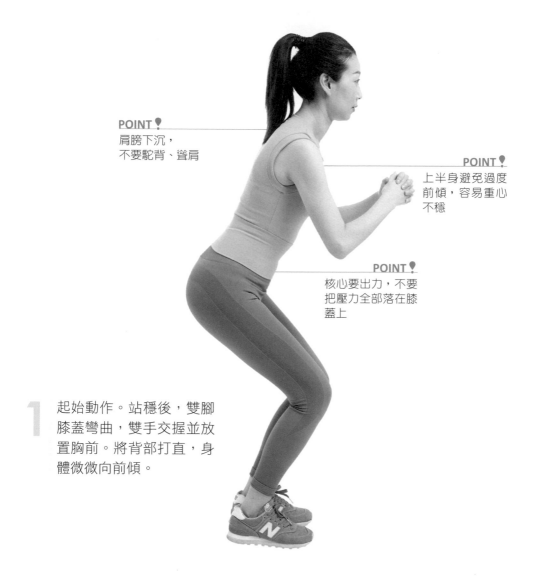

下肢訓練 7

前後點地
此動作除了訓練下肢肌力，
還能改善平衡能力與協調性。

左右各 15 下為 1 組，建議做 3 組，組間休息 20 秒

POINT
肩膀下沉，
不要駝背、聳肩

POINT
上半身避免過度
前傾，容易重心
不穩

POINT
核心要出力，不要
把壓力全部落在膝
蓋上

1 起始動作。站穩後，雙腳
膝蓋彎曲，雙手交握並放
置胸前。將背部打直，身
體微微向前傾。

2 穩定單側腳之後，另一腳伸直
並向前向後用腳尖輕輕地點地
（前後點地完成為 **1** 下）。

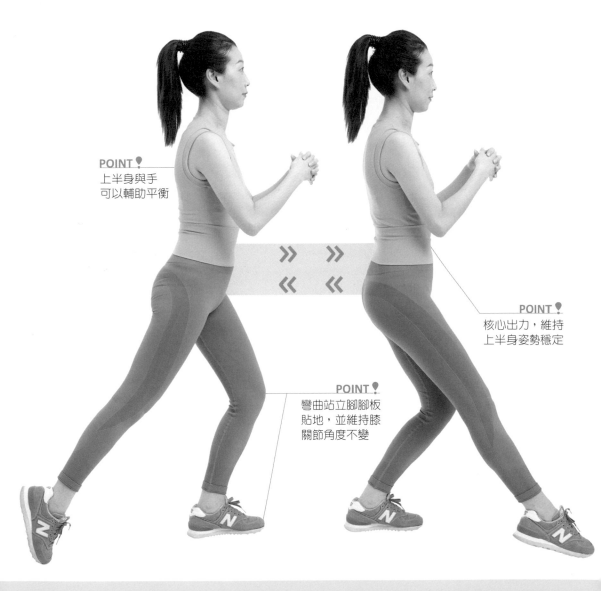

POINT !
上半身與手
可以輔助平衡

POINT !
核心出力，維持
上半身姿勢穩定

POINT !
彎曲站立腳腳板
貼地，並維持膝
關節角度不變

橋式

專注腿後、臀部、核心的訓練，
雕塑臀腹部肌肉，改善骨盆前傾。

⏱ 15 下為 1 組，建議做 3 組，組間休息 20 秒

1 起始動作。平躺於地上，腰背貼地，
雙腳膝蓋彎曲踩地，雙手自然置放
於大腿根部外側。

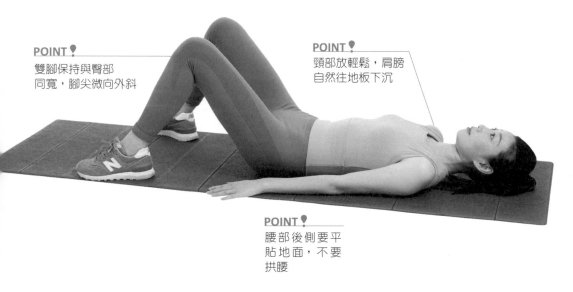

POINT
雙腳保持與臀部
同寬，腳尖微向外斜

POINT
頸部放輕鬆，肩膀
自然往地板下沉

POINT
腰部後側要平
貼地面，不要
拱腰

2 收緊腹部與臀部，利用臀部與腿後側的力量，以肩膀與上背為支點，把臀部往上抬至身體與肩部、髖部、膝蓋呈一直線。

POINT!
臀部上推時，
膝蓋維持與肩同寬
（不要內夾）

POINT!
核心出力、
臀部收緊

POINT!
脖子放輕鬆，
不要憋氣

POINT!
雙腳腳掌整個貼緊地面，
避免下半身晃動

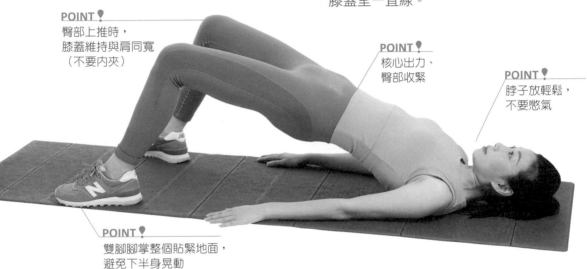

NG

刻意推腰、臀部沒用力
無需刻意推腰或將上背也一併抬起，這會使腰部壓力過大，造成腰部疼痛或使臀部不易發力。抬起幅度不夠，會使臀部無法適當收縮用力。

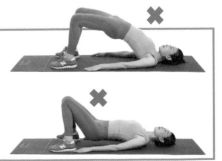

中階版

若動作已做到位，可以在搭配彈力帶或小球、瑜珈磚
進行，能更專注於大腿後側肌肉與臀部肌肉的使用。

彈力帶綁在大腿接近膝蓋的位置，臀部
上推時，要持續維持大腿與膝蓋的寬度
（不要內夾）

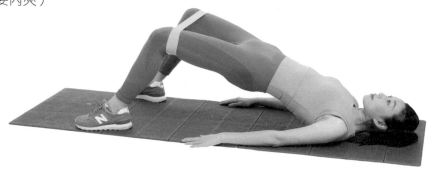

兩膝之間輕夾瑜珈磚，除
了有助於維持下半身的位
置，也會讓力量更集中於
大腿後側與臀部

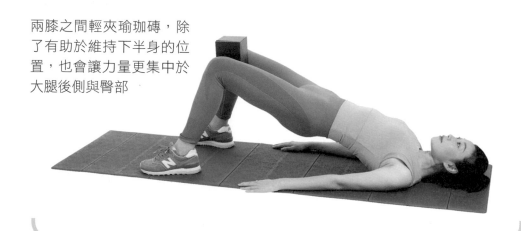

30⁺增肌訓練

進階版

單腳橋式著重單側的臀腿訓練。過程中，核心要維持出力，臀部上推時骨盆不要歪掉（一高一低）。

1 預備時，把右腳腳板放到左腳的大腿前側，靠近膝蓋的位置（不是放在膝蓋上喔）

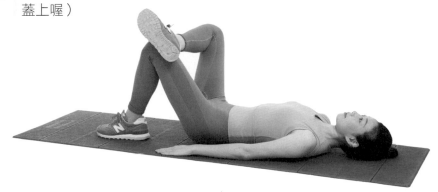

2 收緊核心後，再啟動臀部與大腿後側的力量，把骨盆往上推高（不是用腰去推喔）

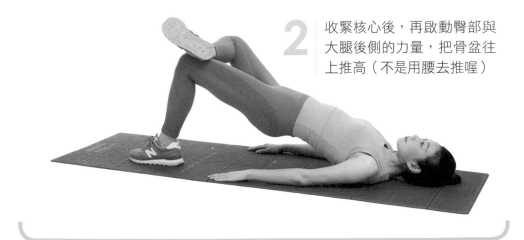

站姿側抬腿

此動作可訓練大腿及臀外側，也有助於雕塑側腰線條。

⏱ 15 下為 1 組，建議做 3 組，組間休息 20 秒

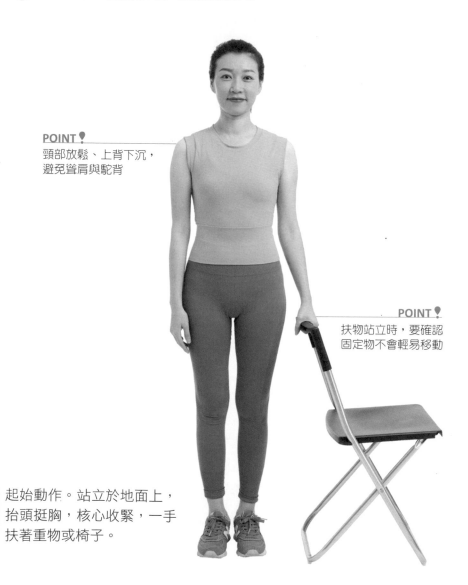

POINT
頸部放鬆、上背下沉，
避免聳肩與駝背

POINT
扶物站立時，要確認
固定物不會輕易移動

1 起始動作。站立於地面上，抬頭挺胸，核心收緊，一手扶著重物或椅子。

2 手扶重物做為支撐，
靠近重物的腳穩定站
立，另一腳朝大腿外
側的方向抬起。盡可
能側抬到最高點，再
回到起始位置。

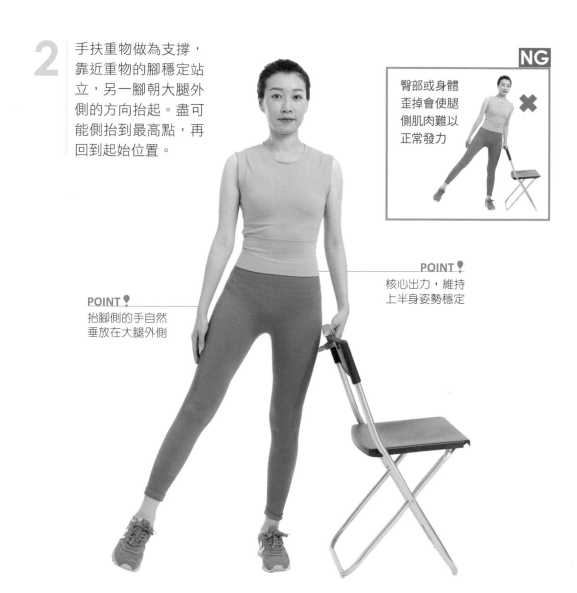

NG

臀部或身體
歪掉會使腿
側肌肉難以
正常發力

POINT
核心出力，維持
上半身姿勢穩定

POINT
抬腳側的手自然
垂放在大腿外側

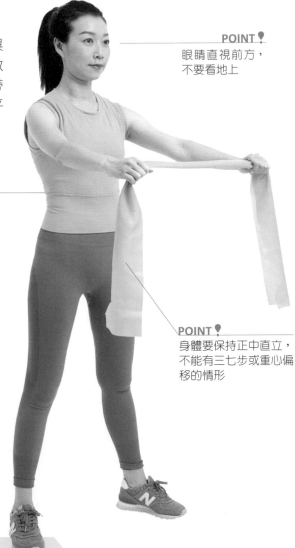

綜合訓練 1

進階深蹲
訓練腿部前側股四頭肌及臀部臀大肌，
彈力帶高舉則能訓練肩膀周圍肌群。

⏱ 15 下為 1 組，建議做 3 組，組間休息 20 秒

1 起始動作。雙腳站立與肩同寬，腳趾朝前或微向外開，雙手將彈力帶拉緊至與肩同寬，並平舉至胸前高度。

POINT❗
眼睛直視前方，
不要看地上

POINT❗
挺背縮腹，
不能駝背或聳肩

POINT❗
身體要保持正中直立，
不能有三七步或重心偏
移的情形

2 屁股往後推，並想像往下
坐椅子，身體順勢下蹲，
雙手同步向上高舉過頭。

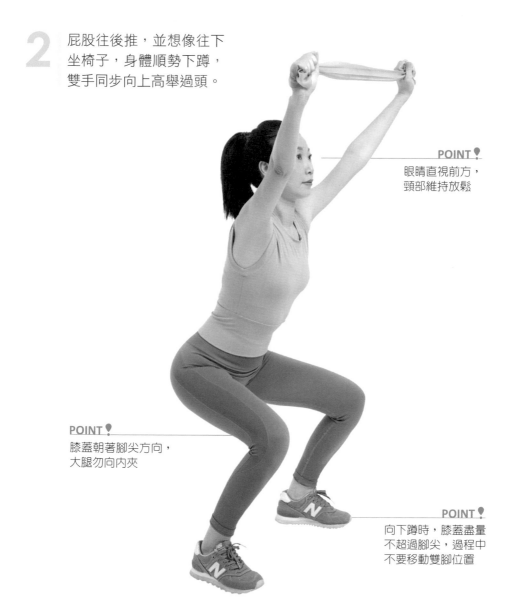

POINT
眼睛直視前方，
頸部維持放鬆

POINT
膝蓋朝著腳尖方向，
大腿勿向內夾

POINT
向下蹲時，膝蓋盡量
不超過腳尖，過程中
不要移動雙腳位置

進階轉體

訓練大腿前側股四頭肌及臀部臀大肌，
轉體動作能鍛鍊到腹部內外斜肌。

⏱ 左右各 15 下為 1 組，建議做 3 組，組間休息 20 秒

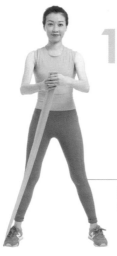

1 起始動作。雙腳與肩同寬，
腳尖朝前或微向外。彈力帶
一邊踩在腳下，另一邊雙手
緊握置於胸前。

POINT!
膝蓋微彎，
保持彈性

POINT!
抬頭挺胸，不要聳肩，
身體勿過度前傾

POINT!
膝蓋朝著腳尖方向，
大腿不要內夾

POINT!
膝蓋盡量不
超過腳尖或
超過太多

2 以深蹲姿勢向下蹲。下蹲的
同時手肘微向外打開，雙手
略往前推，維持身體平衡。

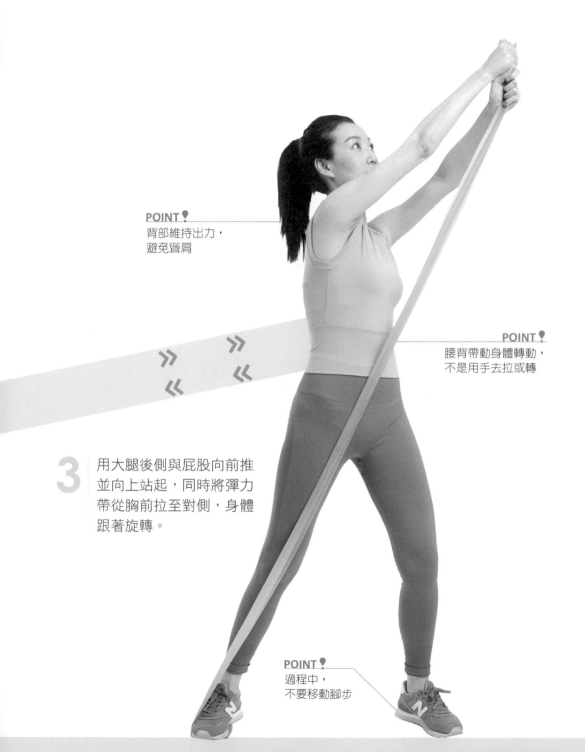

POINT
背部維持出力，
避免聳肩

POINT
腰背帶動身體轉動，
不是用手去拉或轉

3 用大腿後側與屁股向前推
並向上站起，同時將彈力
帶從胸前拉至對側，身體
跟著旋轉。

POINT
過程中，
不要移動腳步

弓步上拉

此動作著重於肩膀附近肌群，
有助於打造人人稱羨的直角肩。

⏱ 左右各 15 下為 1 組，建議做 3 組，組間休息 20 秒

1 起始動作。雙腳一前一後成
弓箭步。前腳微彎踩著彈力
帶的中央，雙手輕拉彈力帶
兩側，自然垂放。

POINT
上半身打直挺胸，
勿過度前傾

POINT
後腳伸直，腳跟
踩在地面上，勿
踮腳尖

POINT
雙腳的腳尖
都要朝前方

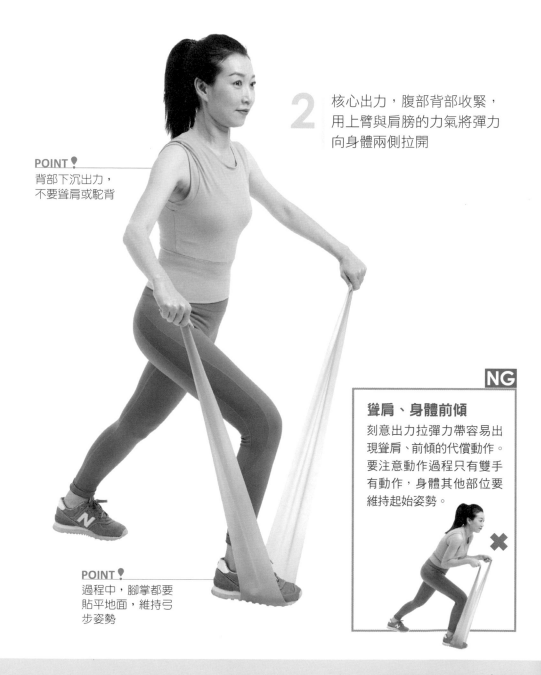

2 核心出力，腹部背部收緊，
用上臂與肩膀的力氣將彈力
向身體兩側拉開

POINT !
背部下沉出力，
不要聳肩或駝背

NG

聳肩、身體前傾
刻意出力拉彈力帶容易出
現聳肩、前傾的代償動作。
要注意動作過程只有雙手
有動作，身體其他部位要
維持起始姿勢。

POINT !
過程中，腳掌都要
貼平地面，維持弓
步姿勢

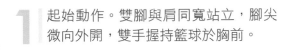

綜合訓練 4

帶球轉體
結合腿部、腹部、肩部的多關節運動，
同時鍛鍊三部位肌群，也能提升協調性。

⏱ 左右各 15 下為 1 組，建議做 3 組，組間休息 20 秒

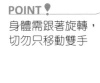

1 起始動作。雙腳與肩同寬站立，腳尖
微向外開，雙手握持籃球於胸前。

POINT !
手肘微向外開，
勿緊貼身體

2 雙腳下蹲的同時，轉動上半身
向右，並將籃球順勢從胸前移
向右側，約靠近臀部的位置

POINT !
身體需跟著旋轉，
切勿只移動雙手

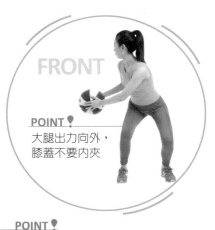

FRONT

POINT !
大腿出力向外，
膝蓋不要內夾

POINT !
軀幹轉體過程中，
雙腳及屁股需維持
在原姿勢

POINT !
非旋轉側的腳掌要
踩穩地面，腳跟或
腳尖都不要翹起

30⁺ 增肌訓練

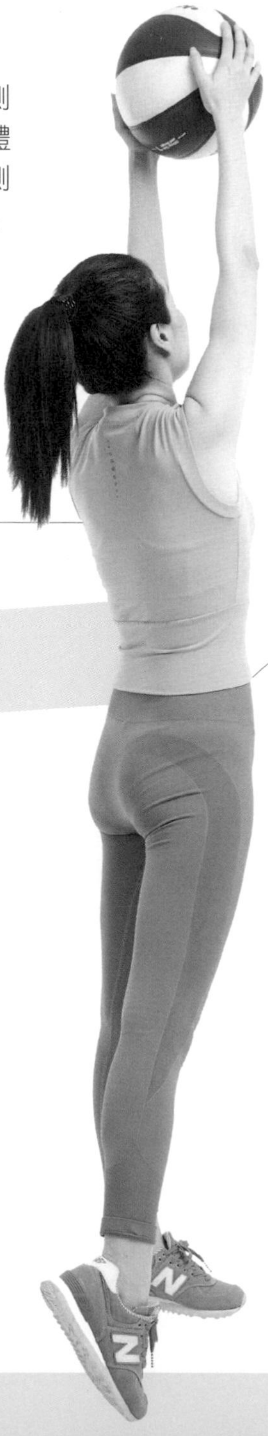

3 利用臀部與大腿後側
使力站起，同時轉體
將球順勢轉向另一側
斜放方，並持續延展

POINT
保持挺胸，
不要聳肩或駝背。

POINT
軀幹、骨盆同時轉動
至對側，不能只用手
出力

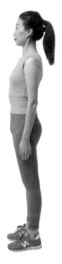

單腿硬舉

此動作訓練大腿、小腿、臀、背、腹等肌群，能改善下背痛及末梢循環不佳等問題。

⏱ 左右各 15 下為 1 組，建議做 3 組，組間休息 20 秒

1 起始動作。直立站姿。抬頭挺胸，頸部放鬆，勿駝背。

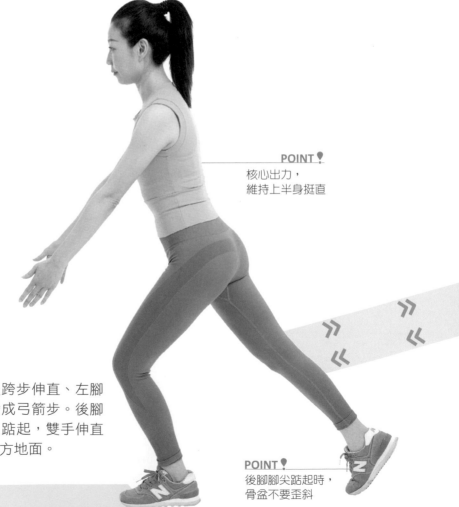

POINT !
核心出力，
維持上半身挺直

2 右腳往後跨步伸直、左腳膝蓋微彎成弓箭步。後腳腳尖出力踮起，雙手伸直指向斜前方地面。

POINT !
後腳腳尖踮起時，
骨盆不要歪斜

30⁺ 增肌訓練

3 前腳穩定後，將上半身緩慢向前傾，
後腳順勢往上抬高，雙手跟著身體
下壓而改變位置。

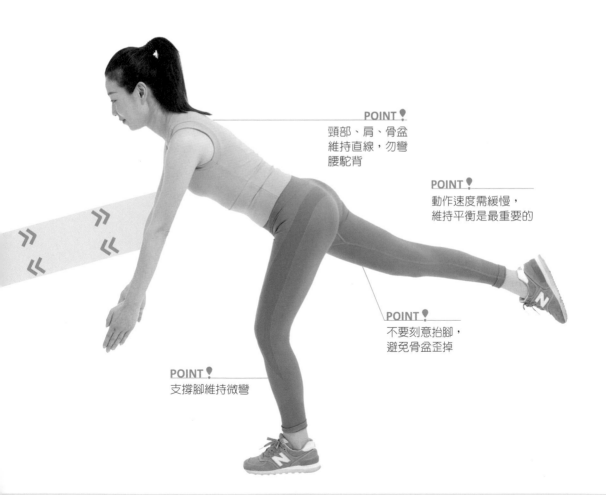

POINT
頸部、肩、骨盆
維持直線，勿彎
腰駝背

POINT
動作速度需緩慢，
維持平衡是最重要的

POINT
不要刻意抬腳，
避免骨盆歪掉

POINT
支撐腳維持微彎

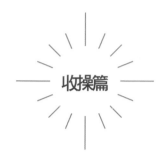

運 動 後 的 靜 態 伸 展

恢復肌肉彈性
減少延遲性痠痛

長時間重訓讓肌肉處於疲勞狀態，
適度伸展可以讓肌肉恢復彈性，
避免或減緩延遲性肌肉緊繃與痠痛。
靜態伸展特別著重「拉筋」的動作，
每個動作建議停留至少 15 至 30 秒，
目的是讓肌肉回到運動前的長度，
有助於提升下次的運動表現！

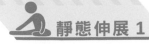

肩三角肌

透過手臂的反向伸展，
讓肩膀三角肌延展開來。

⏱ 左右各停留 20 秒為 1 組，建議做 3 組，組間休息 10 秒

STEP 右手向左側伸直延伸，同步以左手
輕壓（勾住曲肘勾住）右手肘，讓
右手更往身體方向靠近。身體也可
以隨著右手延伸方向旋轉。

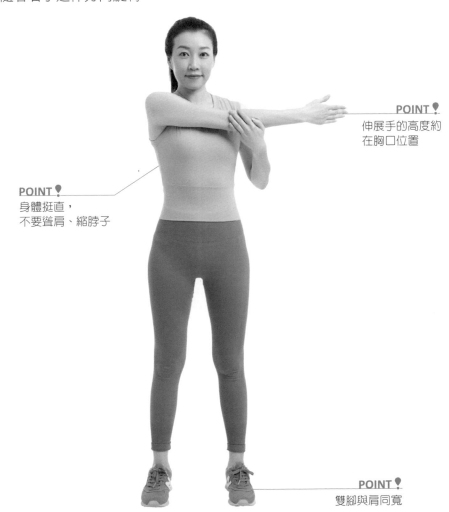

POINT
伸展手的高度約
在胸口位置

POINT
身體挺直，
不要聳肩、縮脖子

POINT
雙腳與肩同寬

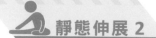
背頸與胸椎

雙掌扣在後腦勺,有助讓頸部放輕鬆,
當頸與背向後延展時,同步伸展到胸椎。

⏱ 停留 20 秒為 1 組,建議做 3 組,組間休息 10 秒

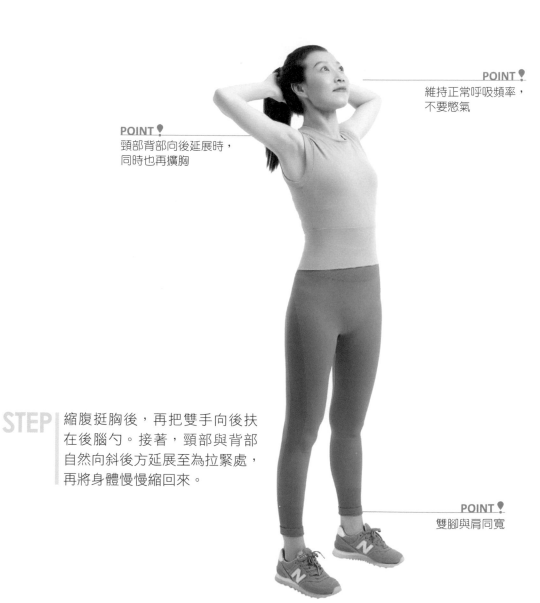

POINT ❗
維持正常呼吸頻率,
不要憋氣

POINT ❗
頸部背部向後延展時,
同時也再擴胸

STEP 縮腹挺胸後,再把雙手向後扶
在後腦勺。接著,頸部與背部
自然向斜後方延展至為拉緊處,
再將身體慢慢縮回來。

POINT ❗
雙腳與肩同寬

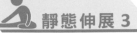

靜態伸展 3

肩膀活動度

這是一個需要多練習的動作，
保養肩膀，讓肩關節活動度更好。

⏱ 左右各停留 20 秒為 1 組，建議做 3 組，組間休息 10 秒

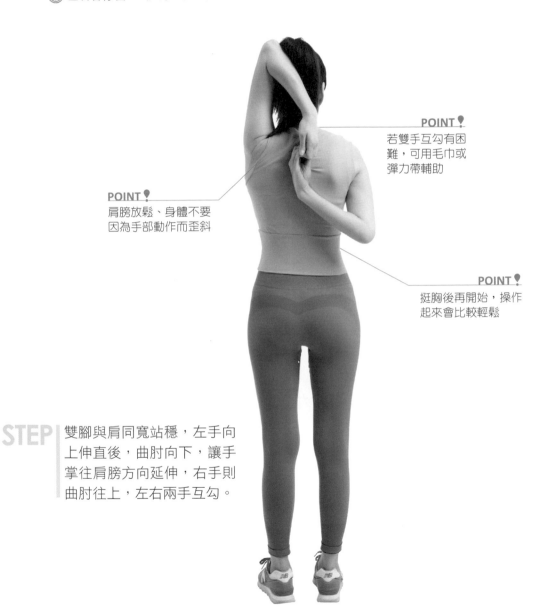

POINT 📍
若雙手互勾有困
難，可用毛巾或
彈力帶輔助

POINT 📍
肩膀放鬆、身體不要
因為手部動作而歪斜

POINT 📍
挺胸後再開始，操作
起來會比較輕鬆

STEP 雙腳與肩同寬站穩，左手向
上伸直後，曲肘向下，讓手
掌往肩膀方向延伸，右手則
曲肘往上，左右兩手互勾。

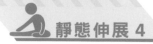

靜態伸展 4

背部與闊背肌

伸展並放鬆背部肌肉，減緩背部痠痛，
有助預防下背痛，改善睡眠品質。

⏱ 停留 20 秒為 1 組，建議做 3 組，組間休息 10 秒

STEP | 雙腳與肩同寬，雙膝微彎，身體
前傾，雙手向前交握，並想像抱
著一顆大球，將上胸部往後推，
形成一個拱背的姿勢。

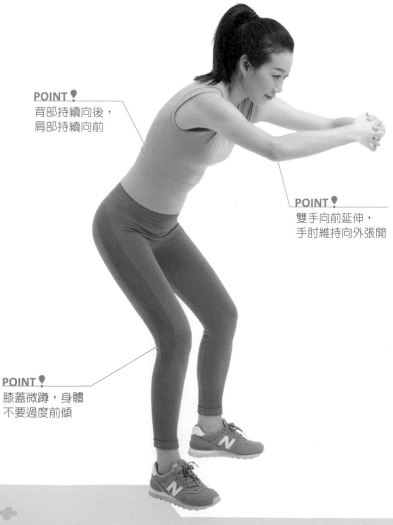

POINT❗
背部持續向後，
肩部持續向前

POINT❗
雙手向前延伸，
手肘維持向外張開

POINT❗
膝蓋微蹲，身體
不要過度前傾

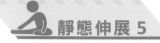

靜態伸展 5

胸與上臂
伸展並刺激胸部的肌群，
並能同步延伸到腹部一帶的肌肉。

⏱ 停留 20 秒為 1 組，建議做 3 組，組間休息 10 秒

STEP | 雙腳與肩同寬，挺胸後再把雙手向後交握。接著雙手持續延延伸，離臀部背部越來越遠。

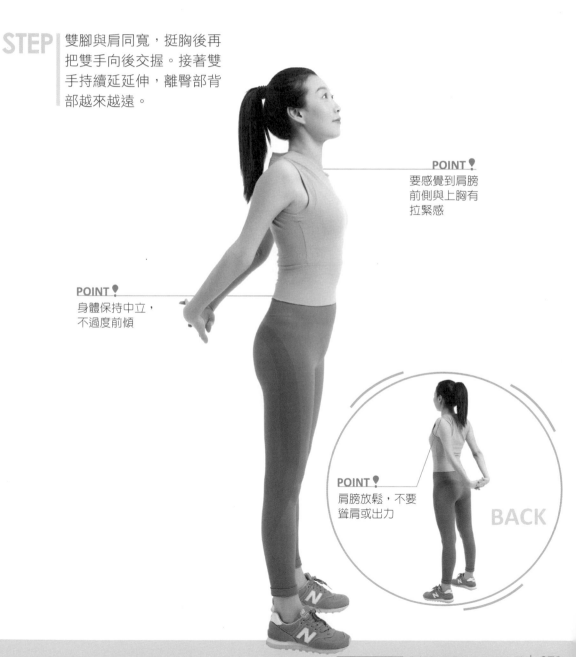

POINT ❗
要感覺到肩膀前側與上胸有拉緊感

POINT ❗
身體保持中立，不過度前傾

POINT ❗
肩膀放鬆，不要聳肩或出力

BACK

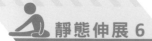

靜態伸展 6

大腿前側

每次運動幾乎都會用到大腿肌群，
充分伸展與放鬆是很重要的。

⏱ 左右各停留 20 秒為 1 組，建議做 3 組，組間休息 10 秒

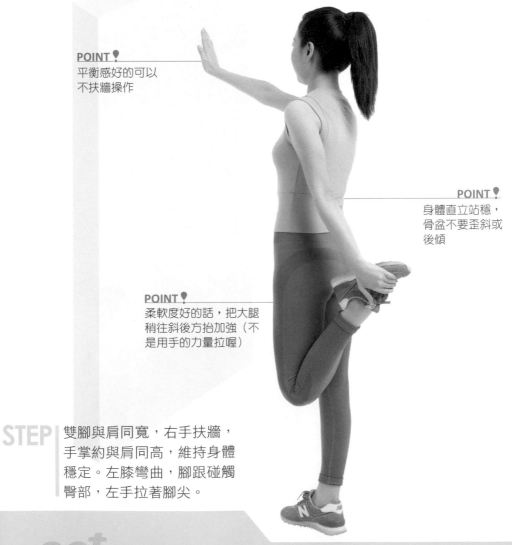

POINT
平衡感好的可以
不扶牆操作

POINT
身體直立站穩，
骨盆不要歪斜或
後傾

POINT
柔軟度好的話，把大腿
稍往斜後方抬加強（不
是用手的力量拉喔）

STEP 雙腳與肩同寬，右手扶牆，
手掌約與肩同高，維持身體
穩定。左膝彎曲，腳跟碰觸
臀部，左手拉著腳尖。

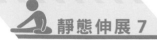
静態伸展 7

胸椎、髖屈肌

髖屈肌包含五條重要的肌肉，是髖關節彎曲時一定會用到的肌群。

⏱ 左右各停留 20 秒為 1 組，建議做 3 組，組間休息 10 秒

STEP 右腳往前跨一大步，上半身順勢往前傾，並以左手支撐地面。接著身體往右側旋轉，右手朝天空持續延伸。

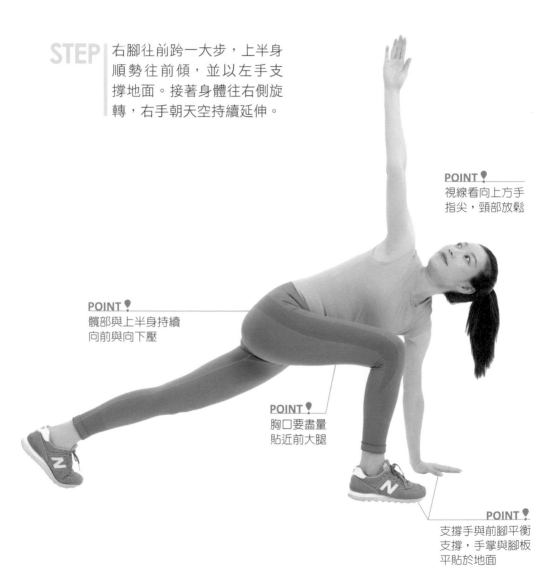

POINT 💡
視線看向上方手指尖，頸部放鬆

POINT 💡
髖部與上半身持續向前與向下壓

POINT 💡
胸口要盡量貼近前大腿

POINT 💡
支撐手與前腳平衡支撐，手掌與腳板平貼於地面

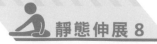

靜態伸展 8

腿後肌群

緊繃的小腿容易造成痠痛，
伸展腿後肌群可促進周邊循環。

⏱ 左右各停留 20 秒為 1 組，建議做 3 組，組間休息 10 秒

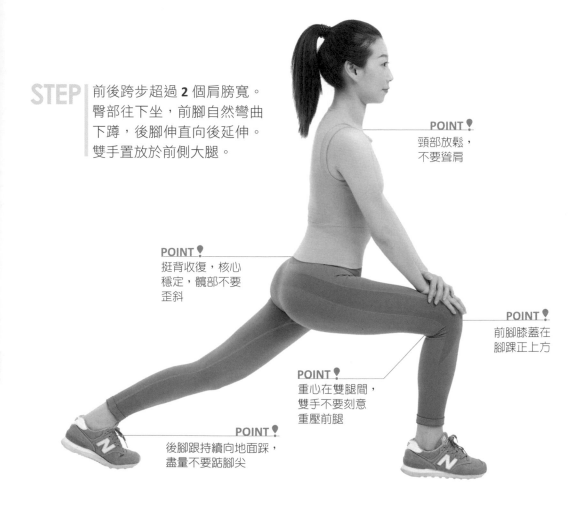

STEP 前後跨步超過 **2** 個肩膀寬。
臀部往下坐，前腳自然彎曲
下蹲，後腳伸直向後延伸。
雙手置放於前側大腿。

POINT❗
頸部放鬆，
不要聳肩

POINT❗
挺背收復，核心
穩定，髖部不要
歪斜

POINT❗
前腳膝蓋在
腳踝正上方

POINT❗
重心在雙腿間，
雙手不要刻意
重壓前腿

POINT❗
後腳跟持續向地面踩，
盡量不要踮腳尖

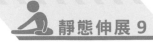

靜態伸展 9

背部與臀部

透過下壓力量伸展背部肌群，
延長脊椎，徹底放鬆上背肌肉。

⏱ 左右各停留 20 秒為 1 組，建議做 3 組，組間休息 10 秒

STEP 雙腿併攏跪坐，胸部靠近大腿，
臀部坐於腳後跟上。雙手向上
伸直，同時慢慢向前趴下直到
手掌貼地，額頭輕碰地板。

POINT ❗
結束時，收回雙手
並扶地推起上半身

POINT ❗
呼氣時，讓手再
往前延伸，伸展
更徹底

POINT ❗
胸部緊貼大腿，大腿
緊貼小腿，臀部保持
坐在腳跟上

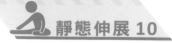

臀部與腿後側

放鬆緊繃的臀部與大腿後側，有一點痠痛感是正常的。

🕐 左右各停留 20 秒為 1 組，建議做 3 組，組間休息 10 秒

STEP 坐姿，一腿伸直，一腿彎曲。先深吸氣，呼氣時將上半身往直腿側前傾，慢慢地向下並往腹部靠近。

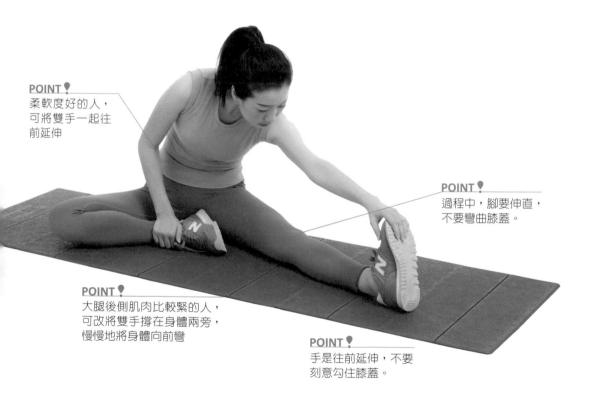

POINT !
柔軟度好的人，可將雙手一起往前延伸

POINT !
過程中，腳要伸直，不要彎曲膝蓋。

POINT !
大腿後側肌肉比較緊的人，可改將雙手撐在身體兩旁，慢慢地將身體向前彎

POINT !
手是往前延伸，不要刻意勾住膝蓋。

靜態伸展 11

鴿式
舒緩運動後腿部的痠痛與疲勞，
增加髖關節靈活度，下半身柔軟度。

⏱ 左右各停留 20 秒為 1 組，建議做 3 組，組間休息 10 秒

STEP 先盤腿坐，後把右腳往背後
伸直，髖部盡量下貼地面。
雙手自然擺上前腿兩側，以
維持身體平衡。

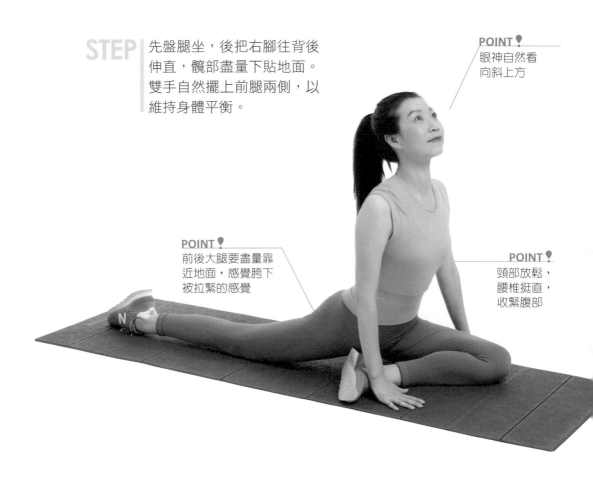

POINT ❗
眼神自然看
向斜上方

POINT ❗
前後大腿要盡量靠
近地面，感覺胯下
被拉緊的感覺

POINT ❗
頸部放鬆，
腰椎挺直，
收緊腹部

8周運動菜單

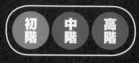

初階　中階　高階

❝ 適合過去沒有運動
習慣的坐式生活者 ❞

注意事項

■ 熱身與收操可替換成
書中所附任何動作或
全部做一輪

■ 主要訓練前 4 周做 3
組，5-6 周做 4 組，
7-8 周做 5 組（組間
休息縮短為 20 秒）

■ 休息日務必徹底休
息，讓肌肉修復

星期	鍛鍊部位	暖身 做 3 組。動作持續 30 秒， 各動作間休息 30 秒 ※ 所有動作完成為 1 組	主要訓練 做 3-5 組。動作連續做 15 下為 1 組， 各動作間休息 30 秒 ※ 所有動作完成為 1 組
一	上肢 + 核心	動態伸展 肩肘關節 ▶ P.158 側腰轉體 ▶ P.168 肩胛與擴胸 ▶ P.170	上肢訓練 寶特瓶舉重 ▶ P.210
二	下肢 + 核心	動態伸展 腳踝關節 ▶ P.157 弓步蹲 ▶ P.160 高抬腿 ▶ P.164	下肢訓練 深蹲 ▶ P.238
三		休　息　日	
四	上肢 + 核心	動態伸展 肩肘關節 ▶ P.158 肩胛與擴胸 ▶ P.170 外側肌肉 ▶ P.172	上肢訓練 臥推 ▶ P.218
五	下肢 + 核心	動態伸展 側向弓步蹲 ▶ P.162 高抬腿 ▶ P.164 側腰轉體 ▶ P.168	下肢訓練 後抬腿 ▶ P.246　　前後點地 ▶ P.250
六	有氧運動	動態伸展 弓步蹲 ▶ P.160 高抬腿走 ▶ P.166 髖部與臀部 ▶ P.174	有氧運動 快走或慢跑 40 分鐘
日		休　息　日	

收操

做 3 組。動作持續 30 秒，
各動作間休息 30 秒
※ 所有動作完成為 1 組

肩平舉 ▶P.212	核心訓練 平板撐 ▶P.178	俯臥超人式 ▶P.184	靜態伸展 肩三角肌 ▶P.269 背頸與胸椎 ▶P.270 胸與上臂 ▶P.273 胸椎與髖屈肌 ▶P.275
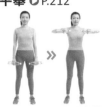	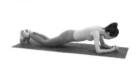	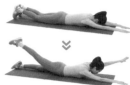	

單側蹲腳 ▶P.244	核心訓練 鳥狗式 ▶P.186	側棒式抬腿 ▶P.190	靜態伸展 大腿前側 ▶P.274 腿後肌群 ▶P.276 臀與背 ▶P.277 臀與腿後 ▶P.278
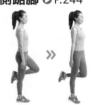	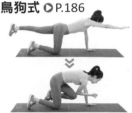	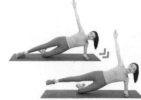	

休　息　日

站姿擴胸 ▶P.222	核心訓練 捲腹 ▶P.196	坐姿 U 型抬腿 ▶P.202	靜態伸展 肩膀活動度 ▶P.271 背與闊背肌 ▶P.272 胸與上臂 ▶P.273 臀與背 ▶P.277
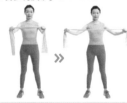	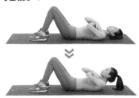	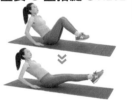	

核心訓練 反向捲腹 ▶P.204	摸膝捲腹 ▶P.208	反向左右捲腹 ▶P.206	靜態伸展 大腿前側 ▶P.274 胸椎與髖屈肌 ▶P.275 臀與背 ▶P.277 鴿式 ▶P.279
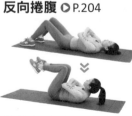	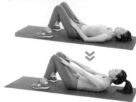	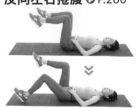	

			靜態伸展 胸與上臂 ▶P.273 腿後肌群 ▶P.276 臀與背 ▶P.277 臀與腿後 ▶P.278

休　息　日

8周
運動菜單

初階　中階　高階

> 適合運動頻率為至少每周 1 次、每次至少 30 分鐘者或已完成初階菜單者

注意事項

■ 熱身與收操可替換成書中所附任何動作或全部做一輪

■ 主要訓練前 4 周做 3 組，5-6 周做 4 組，7-8 周做 5 組（組間休息縮短為 20 秒）

■ 休息日務必徹底休息，讓肌肉修復

星期	鍛鍊部位	暖身 做 3 組。動作持續 30 秒，各動作間休息 30 秒 ※ 所有動作完成為 1 組	主要訓練 做 3-5 組。動作連續做 15 下為 1 組，各動作間休息 30 秒 ※ 所有動作完成為 1 組
一	上肢 + 核心	動態伸展 肩肘關節 ▶ P.158 側腰轉體 ▶ P.168 肩胛與擴胸 ▶ P.170	上肢訓練 反向飛鳥夾背 ▶ P.214　單臂划船 ▶ P.216 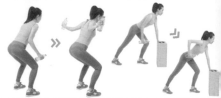
二	下肢 + 核心	動態伸展 腳踝關節 ▶ P.157 弓步蹲 ▶ P.160 高抬腿 ▶ P.164	下肢訓練 徒手深蹲 ▶ P.238　　前後分腿蹲 ▶ P.240 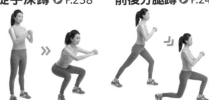
三		休　息　日	
四	上肢 + 核心 + 綜合	動態伸展 肩肘關節 ▶ P.158 肩胛與擴胸 ▶ P.170 外側肌肉 ▶ P.172	上肢訓練 單側肩平舉 ▶ P.220　站姿轉體 ▶ P.236 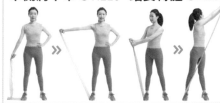
五	下肢 + 核心 + 綜合	動態伸展 側向弓步蹲 ▶ P.162 高抬腿 ▶ P.164 側腰轉體 ▶ P.168	下肢訓練 螃蟹走路 ▶ P.248　　橋式 ▶ P.252 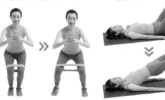
六	有氧運動	動態伸展 弓步蹲 ▶ P.160 高抬腿走 ▶ P.166 髖部與臀部 ▶ P.174	有氧運動 快走或慢跑 40 分鐘
日		休　息　日	

收操

做 3 組。動作持續 30 秒，
各動作間休息 30 秒
※ 所有動作完成為 1 組

掰掰袖 ▶ P.232

|核心訓練|
棒式抬腿 ▶ P.180

棒式摸肩 ▶ P.182

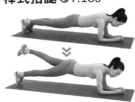

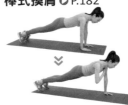

|靜態伸展|
肩三角肌 ▶ P.269
背頸與胸椎 ▶ P.270
胸與上臂 ▶ P.273
胸椎與髖屈肌 ▶ P.275

站姿側抬腿 ▶ P.256

|核心訓練|
平板撐 ▶ P.178

登山者式 ▶ P.188

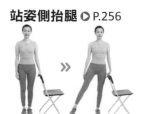

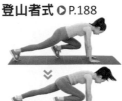

|靜態伸展|
大腿前側 ▶ P.274
腿後肌群 ▶ P.276
臀與背 ▶ P.277
臀與腿後 ▶ P.278

休　息　日

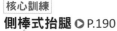

站姿胸推 ▶ P.228

肩外旋訓練 ▶ P.234

|綜合訓練|
弓步上拉 ▶ P.262

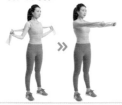

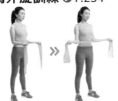

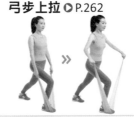

|靜態伸展|
肩膀活動度 ▶ P.271
背與闊背肌 ▶ P.272
胸與上臂 ▶ P.273
臀與背 ▶ P.277

|核心訓練|
側棒式抬腿 ▶ P.190

棒式轉體 ▶ P.192

|綜合訓練|
帶球轉體
▶ P.264

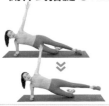

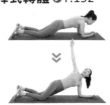

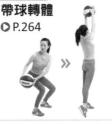

|靜態伸展|
大腿前側 ▶ P.274
胸椎與髖屈肌 ▶ P.275
臀與背 ▶ P.277
鴿式 ▶ P.279

|靜態伸展|
胸與上臂 ▶ P.273
腿後肌群 ▶ P.276
臀與背 ▶ P.277
臀與腿後 ▶ P.278

休　息　日

8周運動菜單

初階　中階　高階

"" 適合運動頻率為至少
每周 1 次、每次至少
30分鐘者或已完成初
階與中階菜單者 ""

注意事項

■ 熱身與收操可替換成
書中所附任何動作或
全部做一輪

■ 主要訓練前 4 周做
3 組，5-6 周做 4 組
（組間休息縮短為
20 秒），7-8 周做 5
組（組間休息縮短為
15 秒）

■ 休息日務必徹底休
息，讓肌肉修復

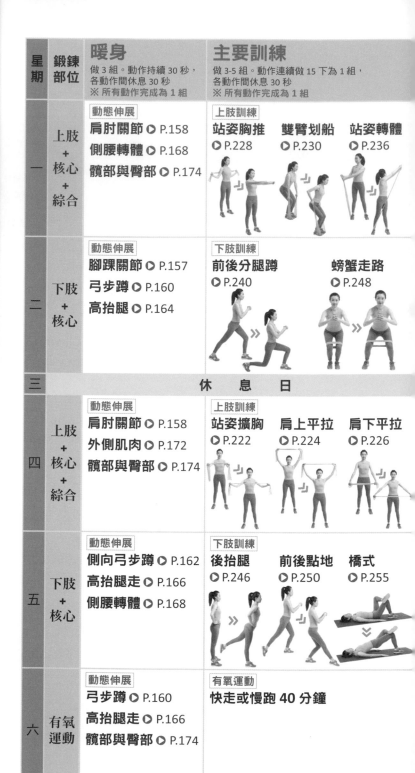

星期	鍛鍊部位	暖身 做 3 組。動作持續 30 秒，各動作間休息 30 秒 ※ 所有動作完成為 1 組	主要訓練 做 3-5 組。動作連續做 15 下為 1 組，各動作間休息 30 秒 ※ 所有動作完成為 1 組		
一	上肢 + 核心 + 綜合	動態伸展 肩肘關節 ▶ P.158 側腰轉體 ▶ P.168 髖部與臀部 ▶ P.174	上肢訓練 站姿胸推 ▶ P.228	雙臂划船 ▶ P.230	站姿轉體 ▶ P.236
二	下肢 + 核心	動態伸展 腳踝關節 ▶ P.157 弓步蹲 ▶ P.160 高抬腿 ▶ P.164	下肢訓練 前後分腿蹲 ▶ P.240	螃蟹走路 ▶ P.248	
三		休　息　日			
四	上肢 + 核心 + 綜合	動態伸展 肩肘關節 ▶ P.158 外側肌肉 ▶ P.172 髖部與臀部 ▶ P.174	上肢訓練 站姿擴胸 ▶ P.222	肩上平拉 ▶ P.224	肩下平拉 ▶ P.226
五	下肢 + 核心	動態伸展 側向弓步蹲 ▶ P.162 高抬腿走 ▶ P.166 側腰轉體 ▶ P.168	下肢訓練 後抬腿 ▶ P.246	前後點地 ▶ P.250	橋式 ▶ P.255
六	有氧運動	動態伸展 弓步蹲 ▶ P.160 高抬腿走 ▶ P.166 髖部與臀部 ▶ P.174	有氧運動 快走或慢跑 40 分鐘		
日		休　息　日			

收操

做 3 組。動作持續 30 秒，
各動作間休息 30 秒
※ 所有動作完成為 1 組

核心訓練			綜合訓練		靜態伸展
側棒式抬腿 ▶ P.190	俄羅斯轉體 ▶ P.200	U 型抬腿 ▶ P.202	進階深蹲 ▶ P.258	帶球轉體 ▶ P.264	背與闊背肌 ▶ P.272

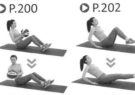
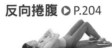

背與闊背肌 ▶ P.272
胸與上臂 ▶ P.273
胸椎與髖屈肌 ▶ P.275
臀與背 ▶ P.277

	核心訓練			靜態伸展
橋式 ▶ P.254	空中腳踏車 ▶ P.198	反向捲腹 ▶ P.204		大腿前側 ▶ P.274

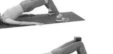
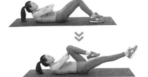
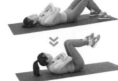

大腿前側 ▶ P.274
臀與背 ▶ P.277
臀與腿後 ▶ P.278
鴿式 ▶ P.279

休　息　日

核心訓練			綜合訓練		靜態伸展
登山者式 ▶ P.188	側棒式捲腹 ▶ P.194	捲腹 ▶ P.196	進階轉體 ▶ P.260	弓步上拉 ▶ P.262	肩膀活動度 ▶ P.271

肩膀活動度 ▶ P.271
背與闊背肌 ▶ P.272
胸與上臂 ▶ P.273
臀與背 ▶ P.277

	核心訓練			靜態伸展
站姿側抬腿 ▶ P.256	棒式抬腿 ▶ P.180	左右捲腹 ▶ P.206	摸膝捲腹 ▶ P.208	大腿前側 ▶ P.274

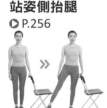

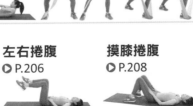

大腿前側 ▶ P.274
胸椎與髖屈肌 ▶ P.275
臀與背 ▶ P.277
鴿式 ▶ P.279

靜態伸展

胸與上臂 ▶ P.273
腿後肌群 ▶ P.276
臀與背 ▶ P.277
臀與腿後 ▶ P.278

休　息　日

全彩
圖解
30⁺增肌訓練

逆齡｜抗老｜減重｜紓壓｜防病
完全攻略

作　　者｜郭曉韻、曾品嘉
選　　書｜林小鈴
企畫編輯｜蔡意琪

行銷經理｜王維君
業務經理｜羅越華
總 編 輯｜林小鈴
發 行 人｜何飛鵬
出　　版｜原水文化・城邦文化事業股份有限公司
　　　　　臺北市中山區民生東路二段141號8樓
　　　　　電話：02-2500-7008　　傳真：02-2502-7676
　　　　　E-MAIL：bwp.service@cite.come.tw
發　　行｜英屬蓋曼群島商家庭傳媒股份有限公司城邦分公司
　　　　　臺北市中山區民生東路二段141號11樓
　　　　　書虫客服服務專線：02-2500-7718；02-2500-7719
　　　　　24小時傳真專線：02-2500-1990；02-2500-1991
　　　　　服務時間：週一至週五上午09:30～12:00；下午13:30～17:00
　　　　　讀者服務信箱：service@readingclub.com.tw
劃撥帳號｜19863813　戶名：書虫股份有限公司

香港發行｜城邦（香港）出版集團有限公司
　　　　　香港灣仔駱克道193號東超商業中心1樓
　　　　　電話：852-2508-6231　　傳真：852-2578-9337
　　　　　電郵：hkcite@biznetvigator.com
馬新發行｜城邦（馬新）出版集團 Cite(M) Sdn. Bhd.
　　　　　41, Jalan Radin Anum, Bandar Baru Sri Petaling,
　　　　　57000 Kuala Lumpur, Malaysia.
　　　　　電話：603-9057-8822　　傳真：603-9057-6622

封面設計｜劉麗雪
內頁設計・排版｜吳欣樺、李喬葳
內頁插圖｜吳欣樺、盧宏烈（老外）
動作示範｜徐慧娟
平面攝影｜STUDIO X
製版印刷｜卡樂彩色製版印刷有限公司

初版｜2021年4月20日
初版3刷｜2021年5月7日
定價｜499元
ISBN｜978-986-99816-5-1

城邦讀書花園
www.cite.com.tw
Printed in Taiwan

國家圖書館出版品預行編目資料

【全彩圖解】30+增肌訓練：逆齡・抗老・減重・紓壓・防病 完全攻略／郭曉韻, 曾品嘉著. --初版. --臺北市：原水文化出版：英屬蓋曼群島商家庭傳媒有限公司城邦分公司發行, 2021.04

　　面；　公分

　　ISBN 978-986-99816-5-1　（平裝）

　　1.運動健康　2.運動訓練

411.7　　　　　　　　　　　　　　110003035